AF855464

Edition préparée sous la direction
de Martina Wachendorff

CES TRAITEMENTS DONT IL FAUT SE MÉFIER

DU MÊME AUTEUR

LES INVENTEURS DE MALADIES, Actes Sud, 2005.

Titre original :
Heillose Medizin.
Fragwürdige Therapien und wie Sie sich davor schützen können
Editeur original :
© S. Fischer Verlag GmbH,
Francfort-sur-le-Main, 2005

© ACTES SUD, 2007
pour la traduction française
ISBN 978-2-7427-6552-2

Photographie de couverture :
© Gilles Le Dilhuidy

615
BLE

Jörg Blech

CES TRAITEMENTS DONT IL FAUT SE MÉFIER

COMMUNAUTE DE COMMUNES
MEDIATHEQUE
DU PAYS VIGANAIS

essai traduit de l'allemand
par Stéphanie Lux et Andreas Jandl

COMMUNAUTE DE COMMUNES
MÉDIATHÈQUE
DU PAYS VIGANAIS

ACTES SUD

pour Anke

En reconnaissant et corrigeant ses erreurs, au lieu de persister jusqu'à ce que tout le monde se rende compte de son archaïsme, la médecine ne peut que servir sa réputation.

EUGEN BLEULER

SOMMAIRE

Introduction

VOTRE SANTÉ

Les gens les moins bien informés sont aussi ceux qui se soumettent le plus souvent à un traitement médical. Ce sont des médecins qui ont attiré mon attention sur ce phénomène, me révélant au cours d'entretiens, dans des lettres et des confidences, l'ampleur de cet acharnement thérapeutique. On importune systématiquement les gens avec des actes médicaux qui ne leur sont d'aucune utilité. Chacun d'entre vous a déjà fait ou fera un jour l'expérience de traitements superflus.

Que le présent ouvrage ne vous trompe pas : je suis parfaitement conscient des nombreux bienfaits de la médecine, dont je souhaite moi aussi profiter. Mais ignorer le mal que peut faire la médecine sous prétexte qu'elle fait aussi beaucoup de bien ne rendrait service à personne. La plupart du temps, d'ailleurs, les personnes à l'initiative des travaux et résultats que je présente dans ce livre sont des médecins. Je partage leur avis : la médecine ne peut s'améliorer que si elle surmonte ses erreurs. Porter un regard réaliste sur la médecine permet en outre de modérer des attentes démesurées. Dans de nombreux cas, l'individu peut plus pour sa santé que la médecine moderne.

Le vieillissement de la société nous obligera à bien gérer les ressources de la médecine. En Allemagne, par exemple, aucune tranche d'âge ne connaît une croissance aussi rapide que celle des centenaires. En 2050, les soixante ans et plus représenteront un tiers de la population. Cette évolution nous offre une chance extraordinaire : celle d'améliorer, pour chacun d'entre nous, la qualité des soins médicaux. Nous ne pourrons et ne voudrons plus nous permettre de recourir à des traitements superflus, absurdes ou faisant appel à une débauche de moyens. Il n'y a aucune raison de croire qu'on doive se battre un jour pour la répartition de médicaments ou de thérapies. C'est le message positif de ce livre : les gens les mieux informés sont aussi ceux qui se soumettent le plus rarement à un traitement médical.

JÖRG BLECH,
Hambourg, juillet 2005.

I

LE CÔTÉ OBSCUR DE LA MÉDECINE

L'INUTILITÉ TOTALE DE NOMBREUX TRAITEMENTS

Le médecin Dierk Maass tire avec un canon laser sur un cœur battant, le transperçant de vingt à trente trous. Des nuages de fumée blanche montent de la cage thoracique du patient. Pour refermer les plaies, le professeur n'a qu'à poser son doigt sur les points d'impact. Les trous pratiqués au laser sont censés faire apparaître de minuscules vaisseaux à l'intérieur du muscle cardiaque et approvisionner le cœur malade en oxygène tout frais.

Maass, chef du centre de cardiologie de Kreuzlingen, en Suisse, annonçait il y a dix ans que le succès de cette méthode était "évident", ajoutant que 90 % des patients n'avaient "plus aucun symptôme" ou que leur état s'était du moins "nettement amélioré*[1]". A l'époque, Maass s'était présenté comme le pionnier de cette spectaculaire opération. Le chirurgien cardiothoracique originaire de Hildesheim

* Les notes numérotées se trouvent en fin d'ouvrage, p. 233.

avait reçu une *standing ovation* lors d'un congrès se déroulant à Paris.

Des centaines de milliers de patients avaient repris espoir, la profession était électrisée. La revascularisation transmyocardique au laser (RTML), comme on l'appelle, a également eu tôt fait de conquérir le cœur des médecins allemands. A Marbourg, Lübeck, Hambourg, Völklingen, Berlin et Fribourg, on a acheté des machines à 600 000 euros l'unité. Les docteurs, mais aussi les professeurs, se sont empressés de trouer les cœurs malades. Seules les difficultés de livraison du fabricant pouvaient freiner, provisoirement, la diffusion de la RTML.

Un jour pourtant, la revue spécialisée anglaise *The Lancet* a consacré un article au laser fumant. Au cours d'une étude clinique, les Anglais avaient réparti en deux groupes 188 malades du cœur. Les médecins ont fait bénéficier le premier groupe de la RTML et d'un traitement médicamenteux classique, tandis que l'autre moitié recevait uniquement des médicaments. Voici comment se portaient les sujets douze mois plus tard : ni l'électrocardiogramme après effort ni le test d'endurance ne donnaient un avantage au canon laser. On constatait au contraire de graves effets secondaires : 5 % des patients étaient morts sous le feu du laser ou immédiatement après ; au total, seuls 89 % des patients soumis à ce traitement avaient survécu un an. La situation était meilleure pour les patients du groupe témoin : 96 % d'entre eux étaient encore en vie au bout d'un an. La conclusion de cette étude publiée en 1999 était claire : "L'utilisation du procédé de la RTML ne saurait être approuvée[2]."

D'autant plus que l'examen du cœur de personnes traitées a montré que le feu du laser n'avait fait apparaître aucun nouveau vaisseau sanguin – les chirurgiens avaient pris leurs désirs pour des réalités. Les appareils de RTML posent un problème de déchets dangereux à de nombreux hôpitaux allemands, rapporte Axel Laczkovics, chef du service de chirurgie cardio-thoracique du centre hospitalier universitaire Bergmannsheil de Bochum : "Les coûteux appareils encombrent aujourd'hui les caves des hôpitaux, car on ne peut pas s'en débarrasser facilement. Cela fait bien longtemps qu'on ne les utilise plus." Pourtant, dans certaines salles d'opération, on continue de pointer le laser sur des malades qui ne se doutent de rien. Le centre de cardiologie de Kreuzlingen, lui aussi, propose toujours la RTML. Le procédé y est vendu aux assurés des caisses privées comme un "nouvel espoir[3]".

Ces traitements superflus constituent le côté obscur de la médecine. Les malades viennent se placer sous la protection de la médecine moderne. Ils voient des blouses à la blancheur éclatante, des cachets de toutes les couleurs, des instruments étincelants. Mais que reçoivent-ils en échange de leur confiance ? Le *New England Journal of Medicine*, référence mondiale dans ce domaine, nous dit que 20 à 40 % de tous les patients sont soumis à des traitements qui ne leur sont d'aucune utilité, ou d'une utilité minime[4].

Il ne s'agit pas ici des pannes, d'une jambe amputée du mauvais côté ou d'une agrafe oubliée dans le ventre du patient. Il s'agit de thérapies dont on sait, avant même d'y recourir, qu'elles sont absurdes et nuisibles. Il s'agit des escroqueries au sein du système.

Ne ressentez-vous pas parfois, vous aussi, comme un pincement ou une douleur lancinante dans le genou ? L'arthrose du genou due à l'usure des articulations est un mal très répandu, des centaines de milliers de personnes sont opérées chaque année en Allemagne. On nettoie les articulations, on lisse le cartilage. “Je suis à la fois médecin et patient, déclare William Tipton, cadre de l’Association américaine des chirurgiens orthopédistes. J’ai un genou cabossé, mais je ne ferai pas d’arthroscopie : je sais que ça ne sert à rien[5].”

La médecine nous offre beaucoup de bonnes choses, mais trop de thérapies sont de parfaites impostures. C’est cette histoire que nous allons raconter ici. L’histoire de ces diagnostics, de ces prescriptions et de ces opérations dépourvus de toute nécessité sur le plan médical. Ils s’expliquent par des erreurs, de fausses conclusions – ou des intérêts financiers.

Dans le cadre de la “commercialisation totale de notre système de santé”, nous prévenait la revue *Deutsches Ärzteblatt* il y a des années déjà, les médecins deviennent “des mécaniciens de la santé et/ou des entrepreneurs et des commerçants[6]”. La raison de leurs agissements : l’idée quasi pathologique selon laquelle on pourrait guérir des malades comme on répare des voitures cabossées. “Le système est fondé sur la technique et les machines, déclare Marcus Schiltenwolf, professeur d’orthopédie de l’université de Heidelberg. Or l’homme n’est ni un objet, ni une machine.”

De nombreuses actions entreprises dans le cadre de ce marché de la réparation, qui pèse des milliards, s’avèrent n’être que du bluff. Maintes études, dont celle menée par l’Agence américaine d’évaluation technique, l’ont montré : seuls quelque 20 % des médicaments courants ont un effet assuré[7]. “La médecine clinique, pouvait-on lire dans *The Lancet*, la plus grande revue spécialisée, semble englober les quelques choses que nous savons, les quelques autres que nous croyons savoir (mais que nous ne savons probablement pas), et toutes les choses dont nous n'avons aucune idée[8]."

La plupart des thérapies ne sont mises en œuvre que parce que les médecins y *croient*.

La chirurgie attire depuis toujours les procédés absurdes. Selon des chirurgiens du CHU de Heidelberg, qui se sont exprimés dans le *Deutsches Ärzteblatt*, il est difficile de justifier d'un point de vue scientifique le fait de découper les chairs et scier les os : "On ne dispose aujourd'hui de données provenant d'études randomisées* et contrôlées que pour moins de 15 % de toutes les questions que soulève la chirurgie[9]." En clair, cela signifie que pour six méthodes opératoires sur sept on n'a toujours pas la preuve qu'il ne serait pas mieux de ne pas intervenir du tout.

Le manque de preuves ne signifie bien évidemment pas que la totalité des nombreuses méthodes non vérifiées ne vaut rien et est donc superflue. Mais il nous aide à comprendre comment il est possible que tant de traitements inefficaces fassent partie du répertoire de la médecine.

Avez-vous déjà eu les oreilles qui sifflent ? On estime entre 17 000 et 250 000 le nombre de gens

* Pour pouvoir comparer de manière scientifique deux méthodes ou médicaments, il faut que le hasard décide de la répartition des patients dans l'un ou l'autre groupe ("randomisation"). Cela permet d'éviter les manipulations conscientes ou inconscientes du résultat.

qui, chaque année en Allemagne, sont atteints d'une perte subite de l'audition. Des milliers d'entre eux se voient administrer des perfusions de dextran en solution aqueuse, de glucocorticoïde, de narcotiques, d'hydroxyéthylamidon, d'extraits de gingko, etc. Le patient reste perfusé plusieurs heures, et peut subir cette procédure jusqu'à une dizaine de fois. Pourtant, ce traitement apparemment si élaboré est une imposture sur le plan thérapeutique. Des études ont comparé ces substances avec d'autres thérapies et des placebos : l'efficacité de ces substances n'a jamais pu être prouvée, ni même considérée comme probable[10].

Bien au contraire : Johannes Köbberling, spécialiste de médecine interne à Wuppertal, nous met en garde contre le danger de mort que peuvent constituer ces perfusions. Lorsque, par exemple, le tuyau de la perfusion contient des bactéries qui passent dans le corps et, cela est déjà arrivé, provoquent un empoisonnement du sang fatal au patient. Beaucoup de thérapies par perfusion se passent pourtant très bien, ce dont on peut se réjouir, mais il y a à cela une raison toute banale : dans 70 à 90 % des cas, les symptômes de la perte subite de l'audition disparaissent tout seuls. Il n'est donc pas étonnant que les médecins fassent volontiers passer diverses substances et produits chimiques dans le corps des gens, et qu'ils justifient cette activité par les "expériences traditionnellement bonnes" qu'ils ont pu faire. La Société allemande d'oto-rhino-laryngologie propose dans une directive le recours à cette lucrative thérapie, dont on estime qu'elle rapporte chaque année à ses membres et à d'autres médecins quelque 500 millions d'euros – ce qu'elle justifie en invoquant “l’intuition” et “l’expérience personnelle[11]”.

Dans les hôpitaux, il est tout à fait courant de soumettre les femmes atteintes d’un cancer du sein à une intervention chirurgicale afin de leur ôter les ganglions lymphatiques situés sous les aisselles. Cette opération, qui part d’une bonne intention, est censée endiguer la maladie. Or, des études l’ont montré, elle n’a aucun effet positif sur les chances de survie. Et elle inflige aux femmes des cicatrices, ainsi que des douleurs dont de nombreux chirurgiens n’ont pas conscience. Souvent, les patientes ne peuvent plus bouger les bras comme avant. Des médecins du centre hospitalier universitaire Großhadern de l’université de Munich affirment qu’au lieu de les aider cette opération entraîne une détérioration de leur qualité de vie. Par le passé, Jutta Engel opérait elle-même les ganglions lymphatiques de ses patientes ; aujourd’hui, elle se bat pour qu’on soumette ce traitement superflu à un examen critique[12].

La médecine moderne connaît une évolution paradoxale. Malgré les énormes progrès qui ont été réalisés, les gens ne sont pas en meilleure santé. La médecine a-t-elle franchi le seuil au-delà duquel ses bienfaits se changent en nuisances ? Certains chercheurs répondent par l’affirmative et nous donnent des exemples concrets : si l’on fait une comparaison au niveau mondial, l’Allemagne est un des pays qui consacrent le plus d’argent au complexe médico-industriel, or, par rapport à ceux des autres pays industrialisés, ses habitants ne sont nullement en meilleure santé que la moyenne ; au contraire, ils se situent plutôt en queue de peloton.

Les Etats-Unis sont les champions du monde des dépenses ; comparés à leurs voisins canadiens, les citoyens américains subissent sept fois plus de pontages et leurs dépenses de santé sont de 75 % plus élevées. L'espérance de vie des citoyens américains est plus basse que celle des Canadiens, et les médecins américains gagnent presque le double de leurs collègues canadiens[13].

Il serait naïf de croire que les arguments qui décident du sort d'un patient sont d'ordre strictement médical. Le fait que quelqu'un soit opéré, ou non, dépend beaucoup de l'endroit où il habite. Par rapport au nombre d'habitants, il y a trois fois plus d'oto-rhino-laryngologistes en exercice à Bâle que dans le canton des Grisons. La conséquence : 40 % des adultes bâlois n'ont plus leurs amygdales, alors que, dans les Grisons, ce n'est le cas que de 25 % d'entre eux. Le pourcentage de femmes à qui on a enlevé l'utérus est deux fois plus élevé en Suisse qu'en France – on ne dispose d'aucun argument médical pouvant expliquer cette différence[14]. Les Allemands sont les champions de la cardiologie interventionnelle : par rapport au nombre d'habitants, l'examen avec cathéter n'est jamais pratiqué aussi souvent qu'en Allemagne.

Outre le lieu de résidence, ce sont aussi les préférences du médecin consulté qui nourrissent cette médecine arbitraire. Admettons qu'un seul et même patient, qui souffre d'un mal donné, consulte plusieurs spécialistes, ils lui découvriront les maladies les plus diverses et leurs prescriptions seront complètement différentes : c'est le principe du "dis-moi qui tu consultes, et je te dirai ce que tu as" *(who you see is what you get).*

L'équipe de Richard Deyo, de l'université de Washington à Seattle, a étudié ce phénomène en prenant l'exemple du mal de dos : les chercheurs ont présenté à des médecins des résultats clairs et standardisés, et leur ont demandé comment ils traiteraient ces cas. Les rhumatologues, deux fois plus souvent que les autres médecins, étaient d'avis qu'il fallait faire certaines analyses en laboratoire car ils pensaient à une maladie arthritique. Les neurochirurgiens, deux fois plus souvent que les autres, préconisaient une radio du dos : selon eux, des disques intervertébraux endommagés étaient la cause du mal. Quant aux neurologues, ils plaidaient, trois fois plus souvent que leurs confrères, pour que l'on procède à une électromyographie, afin de repérer, à l'aide d'électrodes aiguilles, les nerfs ou les muscles déficients. "Si les patients sont déconcertés, qu'ils sachent bien qu'ils ne sont pas les seuls", déclare Deyo[15].

Ce manque de clarté entraîne des thérapies inappropriées. C'est ce que nous montre le destin des personnes qui souffrent du syndrome du côlon irritable et vont chez le médecin parce qu'elles se plaignent de maux de ventre, d'intestins qui gargouillent et autres douleurs caractéristiques. Eh bien, on leur enlève gaiement des organes – et, curieusement, ce ne sont jamais les mêmes. Les patients qui souffrent du syndrome du côlon irritable se font enlever l'appendice et l'utérus deux fois plus souvent que le reste de la population, quant à la vésicule biliaire, elle leur est ôtée trois fois plus souvent. On s'attaque même à leurs disques intervertébraux ; ils sont 50 % de plus à subir une opération du dos. Cette manie de l'opération n'est nullement justifiée

– les gens qui souffrent de ce mal n'ont en général rien à faire sur le billard[16].

Selon les calculs de Nicholas Talley, médecin à la Mayo Clinic de Rochester (Etats-Unis), l'ablation de la vésicule biliaire, que l'on fait subir sans raison à ces patients, entraîne à elle seule d'importants préjudices. Les symptômes typiques du syndrome du côlon irritable : maux de ventre, diarrhée, constipation, concernent environ 29 millions de personnes aux Etats-Unis (soit 10 % de la population en 2003). Admettons que 30 % d'entre elles (9,6 millions de personnes) aillent consulter, 8 % se voient tôt ou tard enlever la vésicule biliaire ; le nombre des ablations inutiles s'élève à 768 000. En rapportant ce chiffre aux statistiques des risques que présente l'opération, on peut voir les conséquences fatales de cette pratique : 770 personnes meurent pendant ou juste après l'opération ; 38 000 autres sont blessées en raison d'erreurs thérapeutiques. Pour Talley, il est urgent de prendre des mesures contre cette chirurgie inutile, et ce "afin de protéger les gens[17]".

Les patients souffrant du syndrome du côlon irritable ne sont pas les seuls à obtenir systématiquement des diagnostics erronés. L'équipe du médecin Kaveh Shojania, de l'université de Californie à San Francisco, a exploité des rapports d'autopsie établis sur quatre décennies (entre 1959 et 1999). Dans un quart des cas, l'autopsie a révélé un diagnostic erroné. Dans 9 % des cas, le mauvais diagnostic lui-même était la cause partielle, ou parfois même exclusive, du décès[18].

Certains médecins qualifient cette errance des gens dans le monde médical de "syndrome d'Ulysse". La plus grande menace, dans ce labyrinthe, c'est l'excès de médecine. Lucian Leape, chirurgien et chercheur spécialisé en santé publique à l'université Harvard de Boston, a été l'un des premiers à décrire toute l'ampleur de la chirurgie inutile. Les chiffres varient selon la nature de l'opération et la spécialité. Dans certains domaines, ce sont 8 % des interventions qui sont inutiles, dans d'autres, on ne trouve pas moins de 86 % d'opérations non justifiées d'un point de vue médical. Dans ce cas, les chirurgiens responsables ne peuvent que provoquer des lésions ou des décès[19].

Quelques années ont passé depuis l'analyse de Leape mais, selon Christian Köch, titulaire de la chaire de politique et management en matière de santé publique à l'université de Witten/Herdecke, ce problème n'est nullement résolu. "Selon le domaine, entre 15 et 50 % de toutes les interventions sont inutiles." Le fait qu'une grande partie de la population soit systématiquement importunée par des interventions et des traitements absurdes est mis en évidence dans le rapport rédigé en 2001 par le conseil d'experts chargé de l'évaluation des développements du système de santé allemand[20]. On peut y lire qu'une caractéristique essentielle de ce système est d'être marqué par la dominance d'une "surabondance structurelle de soins". Concernant le très répandu mal de dos, les experts constatent "un recours démesuré à la radiographie diagnostique ainsi qu'à des procédés thérapeutiques invasifs". En Allemagne, on recourrait également bien trop souvent au cathéter pour traiter les malades du cœur, à la radiographie, à l'ablation des seins et à des chimiothérapies à haute dose pour les patientes atteintes d'un cancer du sein.

Lorsqu'un médecin enlève les testicules de son patient au lieu du prépuce (comme c'est arrivé en Autriche), ou que la victime d'un accident de la route est ventilée avec du gaz hilarant (comme cela s'est passé en Bavière), quelque chose est allé de travers : une intervention tout à fait utile sur le plan médical s'est changée en fiasco en raison d'une défaillance humaine. Mais il y a une deuxième catégorie d'erreurs, beaucoup plus fréquentes : les erreurs organisées. Il s'agit du recours à des actes médicaux dont il est clair depuis le début qu'ils sont parfaitement inutiles.

Le fait qu'il n'y ait pas encore eu de violentes protestations contre l'omniprésence de l'acharnement thérapeutique s'explique de la manière suivante : lorsque, après une intervention, la personne ne va pas mieux, mais pas plus mal non plus, en général elle ne demande pas un second avis pour s'assurer que l'opération était justifiée d'un point de vue médical. Et celle qui avale un médicament qui n'apaise pas ses douleurs a plutôt tendance à ranger la boîte ouverte dans sa pharmacie qu'à aller se plaindre à son médecin de cette prescription inutile. De même, les gens acceptent les cicatrices de leurs opérations sans se douter de rien. Quant aux coûts parfois astronomiques des traitements inutiles, les assurés des caisses publiques ne s'en rendent pas compte, puisque les factures sont directement envoyées aux caisses d'assurance maladie.

Comme la plupart de ces opérations et prescriptions inutiles n'ont pas de conséquences graves à long terme, ou ne sont pas mises en relation avec de telles suites, les profanes ne peuvent mesurer toute l'ampleur de cette médecine obscure. S'ajoute à cela la volonté des patients de croire qu'ils se sont lancés dans une thérapie utile. “Il est dans notre nature de nous persuader nous-mêmes que nous avons pris la bonne décision”, déclare Lucian Leape, professeur à l'université Harvard. C'est uniquement si “quelque chose va de travers que le patient ou son avocat se rendra peut-être compte de l'inutilité de la thérapie”.

Prenons le cas de cette femme de cinquante-cinq ans décédée à la suite d'une opération du cœur à la clinique sud de Straubing. Ses artères rénales avaient été touchées et on ne l'avait transportée dans un hôpital plus important que six heures après, alors qu'il était trop tard pour la sauver. Le tribunal de grande instance de Ratisbonne a jugé que cet accident majeur aurait pu être évité. D'un point de vue médical, l'opération n'avait rien de nécessaire, et n'aurait pas dû avoir lieu. Le médecin-chef responsable, qui était également le propriétaire de la clinique privée, a été condamné à trois ans de prison pour coups et blessures et homicide volontaire sans faits aggravants[21].

NE FAIS PAS A AUTRUI CE QUE TU NE VOUDRAIS PAS QU'ON TE FÎT

Au plus tard lorsque les médecins tombent eux-mêmes malades, il devient évident qu'il faut se méfier de certains traitements. De nombreuses pilules ou traitements, mais aussi des mesures préventives, dont on prêche aux citoyens qu'elles correspondent à l'état le plus actuel de la recherche, sont refusés par la plus grande partie du corps médical lorsqu'il s'agit de se soigner soi-même ou de soigner sa famille.

La question de savoir comment se comporterait le médecin s'il était à la place du patient a été le point de départ d'une étude menée par des orthopédistes de l'université de Heidelberg : ils ont demandé à des collègues installés partout en Allemagne ce qu'ils pensaient personnellement de onze opérations standard de cette spécialité. Après avoir exploité la totalité des 169 réponses reçues, les chercheurs ont constaté avec étonnement une "approbation en règle générale plutôt modérée" des méthodes préconisées par les manuels[22]. Le taux moyen d'approbation de tous les procédés n'était que de 41 % ; certaines opérations étaient presque catégoriquement refusées. Après une hernie discale avec douleurs persistantes, par exemple, seuls 17 % des orthopédistes interrogés se feraient opérer.

Les chercheurs de Heidelberg appellent les orthopédistes à suivre le principe du grand chirurgien Theodor Billroth : N'opère que ce que tu laisserais opérer sur toi-même. Etait-il déraisonnable de considérer que cela va de soi ?

Gianfranco Domenighetti, directeur du service de santé publique du canton suisse du Tessin, se penche depuis des années sur les traitements inutiles dont on persuade les gens, quand on ne les leur impose pas. Il estime que si tous les patients étaient aussi bien informés que les médecins, les soins médicaux seraient optimaux. Selon son raisonnement, si les médecins se soumettent eux-mêmes, plus fréquemment que les patients, à certains traitements, c'est l'indice d'une insuffisance des soins : on prive les patients ordinaires de thérapies utiles. S'il y a au contraire des interventions auxquelles les médecins ne recourent pas aussi souvent pour eux-mêmes, cela indique que l'on a affaire à une médecine douteuse.

Avec des collègues de l'université de Zurich, Domenighetti a comparé la fréquence du recours à sept interventions très habituelles et non urgentes parmi près de 6 000 personnes de santé comparable. Il s'agit de l'opération des amygdales et de l'appendice, du curetage et de l'ablation de l'utérus, de l'ablation de la vésicule biliaire, de l'opération des hernies inguinales ainsi que de l'opération d'hémorroïdes. Résultat : à l'exception de l'opération de l'appendice, le citoyen ordinaire était toujours passé *plus fréquemment* sur le billard que les médecins. Concernant l'ablation des amygdales, les citoyens ordinaires étaient 47 % de plus à être opérés, pour les interventions sur les hernies inguinales ils étaient 53 % de plus, et pour l'ablation de la vésicule biliaire, 84 % de plus. Au final, la fréquence des interventions sur le commun des mortels était en moyenne de 33 % plus élevée. Autrement dit : un tiers de ces opérations pratiquées avec autant de zèle sur la population sont parfaitement superflues.

Il est intéressant de voir qu'outre les médecins un second groupe était opéré moins souvent que le simple citoyen : celui des avocats[23]. Selon Domenighetti, les médecins seraient plus prudents avec ces "patients à risque", qui pourraient mieux se défendre que le citoyen ordinaire si une opération inutile tournait mal.

Recours à certaines interventions chirurgicales

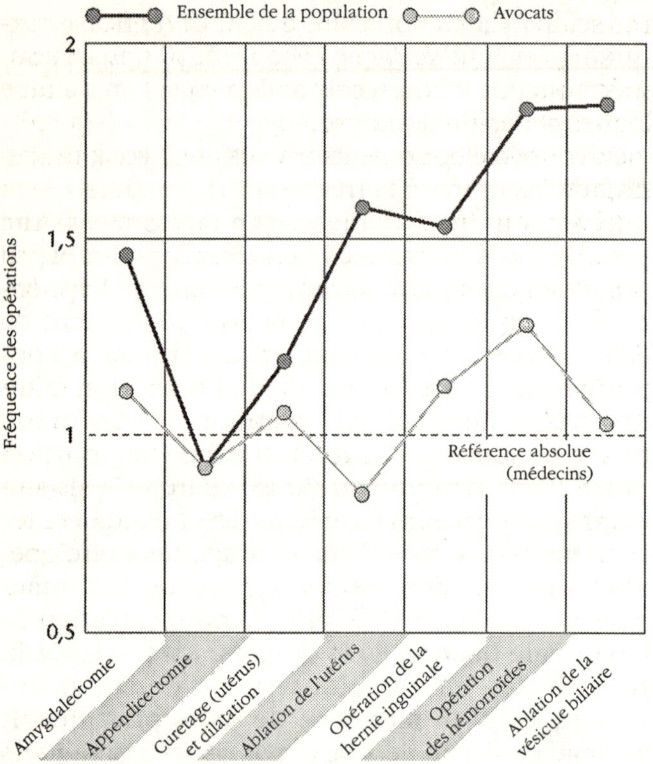

Source : Domenighetti, Gianfranco et al. : *"Revisiting the Most Informed Consumer of Surgical Services – the Physician Patient"*, International Journal of Technology Assessment in Health Care, *9 :4, 1993.*

Inspirés par les données suisses, des experts se sont mis à la recherche d'une médecine douteuse en Allemagne. L'équipe de Friedrich Schwartz, de l'Institut de médecine sociale, d'épidémiologie et de recherche sur le système de santé de Hanovre, a choisi vingt-trois thérapies standard, pratiquées fréquemment et recommandées par les manuels. Les scientifiques ont ensuite posé la question suivante à 1 000 spécialistes installés (200 chirurgiens, spécialistes de médecine interne, gynécologues, urologues et oto-rhino-laryngologistes) : vous soumettriez-vous à ce traitements si vous étiez vous-même malade ?

Chaque groupe devait porter un jugement sur quatre à onze tableaux cliniques dans sa propre spécialité. Résultat : dans de nombreux cas, les médecins préfèrent s'en remettre à une guérison naturelle qu'aux thérapies standard de leur propre profession. Ils ont jugé douteux près de la moitié des traitements (onze sur vingt-trois). Ceux-ci n'ont rencontré chez les spécialistes qu'une approbation "restreinte" ou "faible[24]". Ainsi, une gynécologue interrogée sur deux ne se ferait en aucun cas enlever l'utérus en raison d'une grosse tumeur bénigne. Et, même si un grossissement bénin de la prostate (stade II) réduisait le débit de l'urine, 56 % des urologues ne se feraient pas faire de curetage de la prostate.

C'est une médecine à deux classes qui apparaît là : tandis que les médecins se ménagent quand ils sont concernés, on importune les patients moins bien informés avec des méthodes agressives.

Ulrich Abel, biostatisticien à l'université de Heidelberg, s'est lui aussi livré à une étude des thérapies erronées et absurdes, et il distingue trois variantes[25] :

- *Les traitements qui ont un effet sur le corps, mais aucune efficacité, c'est-à-dire qui ne guérissent pas la maladie.*

Certains de ces procédés font même mourir les patients plus rapidement. On a ainsi eu l'habitude, pendant trois décennies, de soumettre les patients souffrant d'un cancer des poumons à une radiothérapie après leur opération, afin de réduire la probabilité de la réapparition de la maladie au même endroit (récidive locale). Or, une étude publiée en 1998 par Lesley Stewart a montré que les patients soumis aux rayons mouraient en réalité bien plus tôt que les autres. Premièrement, la radiothérapie ne pouvait empêcher l'apparition de tumeurs malignes (métastases à distance). Or ce sont davantage les métastases que les récidives locales, la réapparition de tumeurs dans le foyer initial de la maladie, qui déterminent la durée de vie. Deuxièmement, la radiothérapie avait de lourds effets secondaires. Elle était donc finalement plus nuisible qu'utile.

- *Les traitements dont on ne cesse d'affirmer l'efficacité, jusqu'à ce que les gens y croient.*
  Si l'on soumet ces "histoires d'épouvante" (selon le mot d'Ulrich Abel) à un examen scientifique, elles sont réduites à néant. Le clofibrate a ainsi été présenté aux gens dans les années 1970 comme une véritable arme absolue contre la mort par arrêt cardiaque ; cette substance ferait baisser le taux de cholestérol dans le sang de 15 %, et réduirait ainsi le nombre d'infarctus de 30 %. Afin de le vérifier, l'Organisation mondiale de la santé a mené une grande étude portant sur 15 000 hommes. La moitié d'entre eux prenait du clofibrate, l'autre moitié des gélules remplies d'huile d'olive qui avaient exactement le même aspect (placebos). Et qu'a-t-on constaté ? Dans le groupe prenant

des placebos, il y avait eu 127 décès ; dans le groupe qui prenait du clofibrate, il y en avait eu davantage : 162. Cette débâcle a été accueillie par la revue spécialisée *The Lancet* avec un commentaire laconique : "La thérapie a marché : le patient est décédé[26]."

- *Les traitements que l'on appliquait autrefois en médecine mais qui, du point de vue actuel, apparaissent inutiles, nuisibles ou même grotesques.* Les médecins soignaient ainsi la jaunisse avec des excréments d'oie séchés et réduits en poudre, qu'ils mélangeaient à du safran. Autre exemple : dans les années 1920, le professeur viennois Eugen Steinach faisait couper le canal déférent de ses patients – répandre sa semence ne faisant selon lui qu'affaiblir le corps. Parmi les nombreux hommes qui se sont soumis à cette radicale cure de jouvence, on trouve un certain Sigmund Freud.

L'histoire des erreurs et aveuglements de la médecine est racontée dans le chapitre suivant. Elle nous montre comment il est possible que des adultes par ailleurs tout à fait sensés laissent les médecins leur administrer les traitements les plus farfelus.

II

ABSURDITÉS ET FAUSSES CONCLUSIONS

Quand on tient à sa santé,
mieux vaut fuir les médecins et leurs remèdes.

FRIEDRICH HOFFMANN (1660-1742)[1].

POURQUOI ERREURS ET AVEUGLEMENTS SONT CHOSES COURANTES EN MÉDECINE

La médecine n'a jamais été à court d'explications plausibles quand il s'agissait de justifier ses actes. Il y a très longtemps, ce sont les mauvais esprits qui étaient les principaux agents pathogènes. Il revenait au chaman de les conjurer et de les chasser du corps.

Plus tard, l'idée se répandit, en particulier en Occident, que c'était la répartition des humeurs dans les différents organes qui décidait de l'évolution d'une maladie. En conséquence, les gens subissaient des traitements faisant intervenir ventouses, sudation et laxatifs. Galien de Pergame (129-199 apr. J.-C.), l'un des médecins les plus influents de tous les temps, jugeait la saignée indiquée pour toutes les maladies. Il n'imputait pas le mal de dos à la station debout de l'homme, mais à une accumulation d'humeurs de nature glaireuse et biliaire dans la hanche. Ceux qui souffraient du dos étaient donc saignés : on les piquait au jarret, du côté où le corps faisait le plus mal. Le sang coulait abondamment, les malades étaient parfois débarrassés de leur mal de dos – quand ils n'y laissaient pas la vie.

Il y a encore quelques générations, la saignée était le geste de prédilection des chirurgiens. La manière de procéder typique des médecins consistait à bander le bras afin de faire ressortir les veines de l'avant-bras, avant d'ouvrir le vaisseau apparent à l'aide d'une lancette. Dans l'une des toutes premières études cliniques, le médecin parisien Pierre Charles Alexandre Louis (1787-1872) a révélé l'absurdité de cette méthode : que l'on pratique la saignée tôt ou tard, et que l'on prélève de petites ou au contraire de grandes quantités de sang, le procédé n'avait aucune influence sur l'issue d'une pneumonie.

Lorsque, après bien des décennies, cette découverte se fut enfin imposée, les médecins s'empressèrent de tomber dans l'autre extrême – et d'injecter du sang dans le corps (ce que le développement de la transfusion sanguine rendait possible). Dès lors, ils prirent l'habitude d'injecter aux patients en soins intensifs du sang étranger – jusqu'à ce qu'une étude, quelques années plus tard, montre que ce procédé était lui aussi inefficace[2].

Tout comme la saignée, les médications à base d'ingrédients répugnants ont longtemps dominé en médecine. Dans la Rome antique, on conseillait à ceux qui voulaient enrayer le danger d'une mort par arrêt cardiaque de consommer des excréments canins et de se rafraîchir au sein des esclaves qui avaient du lait[3]. Les médecins espagnols avaient autrefois un remède contre le paludisme qui consistait à s'accorder un verre de cognac, auquel il fallait ajouter une pincée de poivre et trois gouttes de sang venant de l'oreille d'un chat. Lors du siège d'Ostende, en 1602, les médecins profitèrent de l'obscurité pour se précipiter sur le champ de bataille jonché de cadavres, rassemblèrent autant de graisse que possible et la portèrent dans la ville. Selon la médecine de l'époque, la graisse des morts soignait les soldats blessés. En 1696, le médecin allemand Christian Franz Paullini publiait sa *Heylsame Dreckapotheke*, un catalogue de médications repoussantes ; la *Pharmacopœia* parue en 1764 à Londres recommandait l'utilisation de remèdes comme les toiles d'araignée, les cloportes, les vipères et les bézoards (ces boules de poils compactes que l'on trouve dans l'estomac des ruminants)[4].

Ceux qui firent l'objet de toutes les attentions de la médecine de cette époque sont bien à plaindre. Difficile, aujourd'hui, de juger ce qui a été le pire pour le roi d'Angleterre Charles II : l'attaque d'apoplexie qu'il a subie ou le traitement infligé par sa douzaine de médecins personnels. Ceux-ci "décidèrent de placer immédiatement des ventouses sur ses épaules, et de pratiquer une profonde scarification qui leur permit de recueillir encore huit onces de sang" – c'est en ces termes que sir Raymond Crawford (1865-1938) décrira plus tard cette offensive générale[5]. "Ils lui administrèrent un puissant vomitif à base d'antimoine, mais étant donné que le roi ne put en avaler qu'une petite partie ils décidèrent, pour plus de sûreté, de lui donner aussi une dose entière de sulfate de zinc. On lui donna de forts laxatifs, et on lui fit toute une série de lavements. On coupa ses cheveux à ras et on disposa des vésicatoires sur sa tête. Et comme si cela ne suffisait pas, on exigea encore la cautérisation* au fer rouge." Le roi s'excusa encore "d'être aussi exagérément lent à mourir", et décéda enfin.

Au début du XXe siècle s'imposa l'idée selon laquelle les maladies étaient la conséquence d'une auto-intoxication – les patients devaient, jusqu'à nouvel ordre, vider leur gros intestin et rester à jeun. La mode fut ensuite à la théorie du foyer, qui affirmait que les malades réagissaient de façon allergique à des agents pathogènes invisibles, et qu'il fallait leur ôter certaines parties du corps – ce qui eut pour conséquence un véritable boom d'opérations. Selon le médecin et auteur Lewis Thomas, "nul ne peut dire quelles quantités astronomiques d'extractions de dents, d'ablations des amygdales, de la vésicule biliaire ou de l'appendice cela a provoquées[6]". Il est intéressant de voir que ces organes et tissus sont aujourd'hui encore l'objet de fréquentes opérations – même si les affirmations qui permettent de justifier ces amputations ont bien changé.

Les mots de l'écrivain irlandais George Bernard Shaw restent d'une actualité brûlante. Dans sa comédie *Le Dilemme du docteur*, publiée en 1906, il écrit en effet que les chirurgiens ont "découvert que le corps humain est plein de restes de vieux organes qui ne servent à rien. Grâce au chloroforme, on peut en amputer une demi-douzaine sans faire de tort aux gens, si l'on fait abstraction des maladies et de l'argent que cela leur coûte[7]."

Ce n'est qu'au XIXe siècle que des esprits critiques se sont rendu compte que ce qu'on avait appelé

* Destruction de tissus au moyen d'un cautère ou de substances caustiques.

médecine jusqu'alors était principalement un ramassis d'inepties. La quasi-totalité des médicaments n'avait qu'un effet placebo (un thème que nous développerons par la suite). Il y a malgré tout des exceptions : la quinine (pour soigner le paludisme), le vaccin antivariolique et la morphine (pour soulager la douleur) sont vraiment efficaces. Pour le reste, le médecin américain Oliver Wendell Holmes, qui s'est exprimé sur le sujet en 1860, avait raison de dire que si seulement on pouvait jeter tous les médicaments "au fond de la mer", "ce serait un bonheur pour les hommes – et un malheur pour les poissons".

L'ILLUSION DE LA MÉDECINE

Lewis Thomas constate rétrospectivement qu'"on ne peut que s'étonner que les médecins aient survécu à tout cela et s'en tirent avec si peu de critiques". Il serait facile de reprocher ses échecs à la médecine. Car si elle veut progresser et s'améliorer, certains revers et certaines complications sont quasi inévitables. L'important, c'est de reconnaître ses erreurs et de les corriger. Car ce ne sont pas ses lacunes, mais les erreurs qu'elle commet qui empêchent la science médicale de progresser. L'appât du gain explique que des opérations et traitements inutiles aient été (et soient toujours) très répandus. En même temps, il va de soi que les médecins aspiraient vraiment à aider leurs patients, si ridicules et dangereuses que nous apparaissent leurs méthodes aujourd'hui. Ulrich Abel et Jürgen Windeler, chercheurs spécialisés en santé publique, estiment qu'en tous temps "il ne fait aucun doute que la grande majorité des médecins étaient convaincus de faire bénéficier leurs patients du meilleur traitement possible compte tenu des moyens à leur disposition[8]".

C'est justement pour cette raison qu'il est nécessaire de revenir sur le passé. Cela nous aide à comprendre comment les absurdités et les fausses conclusions ont pu se répandre à travers l'histoire de la médecine. Les raisons qui expliquent les erreurs médicales sont restées les mêmes.

LE PIÈGE DE LA PLAUSIBILITÉ

Nous sommes réceptifs à toutes sortes de concepts thérapeutiques, pourvu qu'ils soient un tant soit peu plausibles. Ces concepts font miroiter des explications aux patients comme aux médecins et leur permettent de prendre des mesures contre la maladie, de devenir actifs : c'est le principe du *ut aliquid fiat*, "pour faire quelque chose". Au lieu de commencer par étudier l'utilité de ces nouvelles approches – si convaincantes qu'elles paraissent – en se livrant à des études cliniques approfondies, on s'est empressé (et on s'empresse toujours) de les mettre en pratique.

Ainsi, parce qu'il paraît plausible de vouloir ôter la tumeur dans sa totalité, des milliers et des milliers de femmes souffrant d'un cancer ont accepté, dans la première moitié du XXe siècle, de se faire amputer les seins. Herbert Lippert, professeur d'anatomie à Hanovre, a même suggéré d'enlever "chez les petites filles, par mesure de précaution et pour prévenir le cancer du sein" les glandes mammaires, rendues superflues par l'alimentation infantile moderne[9]. Il a fallu attendre les années 1970 pour reconnaître que l'ablation totale était un concept illusoire. On ne pouvait pas arracher des tumeurs avec la racine comme des mauvaises herbes : au moment où le diagnostic était établi, de nombreuses patientes avaient déjà des métastases ailleurs dans le corps.

L'idée selon laquelle une nourriture riche en fibres serait particulièrement bonne pour la santé et préviendrait en particulier le cancer du gros intestin est devenue une croyance populaire et nous paraît extrêmement convaincante. Or, manifestement, la consommation excessive de fruits et légumes n'a en tout cas aucune influence positive sur l'apparition de ce qu'on appelle les adénomes, des tumeurs bénignes qui peuvent se transformer en carcinomes malins dans le gros intestin. Voilà ce qui ressort de deux études publiées en 2000 et portant sur le comportement alimentaire de personnes-tests sur une durée de trois à quatre ans. La prise de préparations vitaminées pour prévenir l'apparition de cancers, une pratique largement répandue, est elle aussi la conséquence d'une idée fausse. Plusieurs grandes études contrôlées ont en effet montré que la prise de compléments alimentaires à base de vitamine A et de vitamine E ne peut empêcher l'apparition d'un cancer ou agir de façon positive sur l'évolution de la maladie. Au contraire : en fin de compte, ceux qui avaient recours aux vitamines allaient *plus mal* que les personnes du groupe témoin[10].

UNE GUÉRISON SPONTANÉE EST CONSIDÉRÉE, A TORT, COMME UN SUCCÈS THÉRAPEUTIQUE

Les forces naturelles de guérison dont dispose le corps humain peuvent apporter gloire et reconnaissance à des thérapies qui sont en réalité parfaitement inutiles. Certaines maladies connaissent souvent une rémission spontanée et se soignent en réalité toutes seules. Traité par un bon médecin, un rhume dure sept jours, sans traitement, une semaine ; avec un mauvais médecin, il peut persister bien plus longtemps. Le corps est également capable de résorber lui-même une hernie discale[11].

Lorsque l'état du patient s'améliore de lui-même, patient et médecin ne manquent pas d'attribuer l'évolution positive aux thérapies qu'ils ont entreprises. Les personnes souffrant d'arthrite, par exemple, ont confirmé le succès des mesures thérapeutiques les plus diverses : le port d'un bracelet en cuivre, un déménagement à Majorque, un régime pauvre en sucre, en sel ou en viande, ou encore la lecture d'un livre édifiant. "Si l'on veut évaluer l'efficacité des divers traitements, affirme le médecin Lewis Thomas, on rencontre une difficulté : environ 35 % des patients guérissent, quel que soit le traitement."

"Si l'on considère d'un œil critique les prestations de notre système de santé, déclare Franz Porzsolt, professeur d'économie et gestion hospitalière au CHU d'Ulm, on ne peut s'empêcher de supposer que nous devons beaucoup de nos succès à une guérison spontanée de nos patients[12]." Ce phénomène explique la difficulté qu'ont les patients, mais aussi les autorités de la santé publique, à évaluer la vraie valeur des prestations médicales. L'économiste américain Burton Weisbrod fait remarquer la chose suivante : "Etant donné que le système physiologique humain est capable d'adaptation, il arrive qu'il se corrige lui-même et vienne à bout d'une maladie sans soins médicaux. Par conséquent, le consommateur de prestations médicales ne sait pas si l'amélioration de son état est intervenue grâce aux «soins» reçus ou bien en dépit de ceux-ci[13]."

CROIRE, C'EST GUÉRIR

L'intérêt que lui porte un personnage en blouse blanche, le fait d'avaler des gélules de toutes les couleurs ou les préparatifs d'une opération, tout cela donne confiance au patient et est en mesure d'améliorer considérablement son état de santé. Cette force suggestive de la médecine, des patients atteints de la maladie de Parkinson ont pu en faire l'expérience. Des neurochirurgiens leur ont fait croire qu'ils allaient les opérer, puis se sont contentés de faire une légère égratignure sur leur cuir chevelu. Et en effet, les malades se sentaient mieux depuis le simulacre d'opération (voir p. 200). Les personnes cardiaques à qui l'on donne en traitement préventif des cachets sans aucun principe actif ont effectivement un taux de mortalité plus faible que les personnes du groupe témoin qui n'avalent aucune pilule[14].

Les chercheurs considèrent que l'effet placebo ("je plairai" en latin) occupe une place prédominante dans la médecine, et qu'il joue sans doute un rôle dans tous les traitements. Burkard Jäger, de l'école supérieure de médecine de Hanovre, juge que "toute mesure médicale ou psychologique prise dans l'intention claire de soigner s'accompagne probablement d'une réaction placebo, qu'il s'agisse de médicaments, d'opérations, de rayons ou simplement de conversations[15]".

L'effet placebo réveille apparemment les forces naturelles de guérison du corps : dès que la personne remarque qu'on va lui venir en aide, elle peut mettre en marche ses propres réactions de guérison et déclencher des processus biochimiques semblables à ceux des médicaments. Toutefois, lorsque les attentes sont négatives, l'effet peut lui aussi être négatif. Exemple : au XIXe siècle, on pensait que les tomates étaient toxiques, et de nombreuses personnes à qui il était arrivé d'en consommer allaient à l'hôpital parce qu'elles se croyaient victimes d'une intoxication alimentaire[16].

Aux Etats-Unis, environ un tiers de tous les médicaments prescrits sont de purs placebos, et selon un sondage mené en Israël, 60 % des infirmiers et des médecins interrogés en administrent délibérément[17]. Ces faux médicaments ne sont pas toujours des gélules pleines de farine ; il peut aussi s'agir de cachets contenant vraiment un principe actif. Les médecins Petr Skrabanek et James McCormick écrivent que le placebo "est la plupart du temps un antibiotique, un fortifiant, un sirop pour la toux, un tranquillisant ou un autre psychotrope, ou encore tout médicament dont l'effet curatif n'a aucun rapport avec ses qualités pharmacologiques[18]".

La médecine officielle n'apprécie pas particulièrement les placebos. On rechigne à les employer de façon ouverte et on les craint même secrètement, car les études comparatives dévoilent régulièrement que de nombreux procédés apparemment sophistiqués et extrêmement coûteux se résument en réalité à leur effet placebo.

"LES MÉDECINS ONT TOUT ESSAYÉ"

Même sans guérison spontanée et sans effet placebo, les thérapies douteuses ont parfois la vie étonnamment dure. On occulte inconsciemment une rechute, il est extraordinairement rare qu'on l'attribue à une thérapie erronée ou à une intervention nuisible. Lorsqu'un patient ne va pas mieux après une opération, certains chirurgiens ne se remettent nullement en question ; ils se reprochent seulement de ne pas avoir enlevé suffisamment de tissus. La plupart du temps, ceux qui pratiquent une médecine douteuse n'ont aucune critique à craindre de la part des patients ou de leur famille. Bien au contraire, on fait leur éloge car ils ont fait tout ce qui était en leur pouvoir. Les médecins personnels de Charles II n'avaient eux non plus aucun doute quant au bien-fondé de leur grande offensive médicale. Comme le dit l'un d'entre eux sur le lit de mort du roi : "Nous avons absolument tout essayé."

LES ERREURS DE LA MÉDECINE NE DISPARAISSENT QU'AVEC LES PROFESSEURS

La persistance des absurdités médicales est favorisée par la hiérarchie très marquée qui existe entre les médecins et les chercheurs cliniciens. Il en va autrement dans le domaine des sciences physiques et naturelles. Les chimistes et physiciens qui sont dans l'erreur ou veulent tromper leur monde ont la plupart du temps tôt fait d'être démasqués et corrigés par leurs collègues. Mais dans le corps médical et la recherche clinique il faut parfois attendre que les charlatans meurent pour que leur charme soit rompu. Emil Abderhalden, physiologiste né en Suisse (1877-1950), a ainsi fondé sa brillante carrière sur la prétendue découverte d'une classe de protéines qui, en réalité, n'existe pas.

Abderhalden, professeur de physiologie et de chimie physiologique de l'université de Halle, a baptisé les protéines qu'il avait lui-même inventées en 1909 "ferments protecteurs", puis "ferments défensifs[19]". A en croire les explications d'Abderhalden, animaux et êtres humains produisent certaines enzymes digestives dans le sang, les fameux ferments défensifs, dès qu'ils sont en contact avec des protéines étrangères. Les femmes enceintes, par exemple, produiraient des ferments défensifs spéciaux contre les protéines de leur placenta.

Abderhalden en a fourni la prétendue preuve à l'aide d'un test biochimique qui partait du raisonnement suivant : on fait bouillir le placenta, les protéines en sont extraites puis traitées avec le sérum sanguin de femmes enceintes. Les ferments défensifs contenus dans le sérum découpent les protéines en petits morceaux (peptides), ce qui peut être mis en évidence par des méthodes biochimiques – preuve que la femme était enceinte et que son sérum contenait des ferments défensifs. Un contre-essai a été réalisé avec le sérum sanguin de femmes qui n'étaient pas enceintes et d'hommes : la réaction n'intervenait pas, car ces personnes n'avaient pas de placenta et leur sérum ne contenait pas les ferments défensifs spécifiques.

Partout dans le monde, des gynécologues et des biochimistes sont tombés sous le charme de ce test de grossesse. Au cours des années suivantes, il y a eu plus de vingt-cinq publications sur le sujet, qui confirmaient généralement ces résultats. La supercherie n'a pas davantage été découverte lorsque, en 1914, de nombreux directeurs des services de gynécologie de centres hospitaliers universitaires allemands ont vérifié le test à la demande d'une revue spécialisée. Les quinze groupes qui ont répondu ont tous présenté des résultats plus ou moins positifs. Bientôt, on trouvait plus de quatre cent cinquante travaux dans le monde entier portant sur les ferments défensifs, qui décrivaient même d'autres applications, dans le diagnostic du cancer par exemple, ou encore de la syphilis et de la schizophrénie.

Pour Ute Deichmann et Benno Müller-Hill, biologistes et historiens des sciences de l'université de Cologne, cela rappelle le conte des habits neufs de l'empereur. Tout le monde se laisse éblouir par l'élégant vêtement, et c'est grâce à la remarque d'un enfant que l'on reconnaît qu'en réalité le souverain est nu. En l'occurrence, le rôle de l'enfant est revenu au jeune biochimiste allemand Leonor Michaelis. En 1914, il déclarait dans une publication qu'il ne pouvait confirmer le test de grossesse d'Abderhalden au cours de ses expériences et qu'il avait des doutes sur cette théorie – ce qui a scellé la fin du parcours académique de Leonor Michaelis en Allemagne (par la suite, il a fait carrière aux Etats-Unis). Abderhalden, de son côté, est resté une autorité incontestée, explorant sans cesse de nouveaux aspects de sa chimère. Il a fallu attendre la mort de ce professeur Münchhausen, en 1950, pour que ses ferments défensifs tombent dans l'oubli.

L'histoire d'Abderhalden démontre le pouvoir de l'autorité et de la hiérarchie dans le monde de la médecine. Et cela est toujours valable aujourd'hui. Au lieu de tenir compte des découvertes scientifiques, les médecins ont tendance à déterminer par un vote l'utilité de leur action. Des "conférences consensuelles", tels des synodes épiscopaux, sont organisées, où docteurs et professeurs décident à huis clos de ce qu'ils considèrent comme la bonne médecine – un procédé bien étrange dans un domaine qui se veut scientifique.

L'IMPORTANCE DES DOGMES EN MÉDECINE

Même lorsque des médecins ont fait la preuve qu'un procédé est inopérant et nuisible, il se passe parfois des décennies avant qu'il disparaisse du répertoire médical. La volonté d'aider le patient, qui part d'une bonne intention, favorise ainsi l'apparition de dogmes immuables.

Lorsque les médecins sont convaincus de l'utilité d'un traitement pour combattre une maladie donnée, ils ne veulent pas en priver leurs patients. Or, si plus personne ne remet en question une nouvelle thérapie, il est trop tard pour mener des études comparatives, et c'est un procédé peut-être parfaitement inutile qui fait son entrée dans le monde de la médecine.

Des médicaments à l'utilité douteuse peuvent devenir tout aussi inattaquables. Il arrive que l'autorisation de mise sur le marché d'un médicament, délivrée par une agence de contrôle des produits de santé, ne se base que sur un soupçon d'utilité suggéré par les résultats d'études ou par son mode d'action. Or, une fois sur le marché, ce médicament devient le “standard absolu”, et on considère qu'il est “contraire à l'éthique” d'en priver ne serait-ce qu'une petite partie des patients (pour des études comparatives). Pire encore, ce médicament devient la référence à laquelle sont comparés tous les médicaments suivants. Et on ne se pose plus la question fondamentale de savoir quels résultats obtiendrait cette nouvelle pilule comparée à un placebo.

Il faut vraiment des circonstances exceptionnelles pour qu'un médicament dangereux soit retiré du marché. C'est ce que nous montre l'exemple du médicament antirhumatismal Vioxx : depuis longtemps déjà, certains médecins évoquaient de dangereux effets secondaires, mais ce produit est resté sur le marché pendant des années. C'est uniquement parce que le fabricant voulait qu'il soit autorisé pour une autre indication (prévention des polypes du côlon) qu'on a dû soumettre ce médicament à une comparaison avec un traitement placebo. Et qu'a-t-on constaté ? L'antirhumatismal qui avait apparemment si bien fait ses preuves augmentait selon cette étude le risque d'infarctus et d'accident vasculaire cérébral – le Vioxx a été retiré du marché à l'automne 2004[20].

Le retrait d'un médicament douteux est l'exception. L'industrie pharmaceutique et les médecins rechignent à avouer publiquement qu'ils ont administré aux gens des thérapies et des médicaments complètement extravagants. Ulrich Abel et Jürgen Windeler nous donnent quatre raisons qui expliquent pourquoi, dans le monde de la médecine les nouvelles découvertes sont combattues avec autant d'opiniâtreté[21] :

- Si des résultats d'études négatifs mettent en doute des pratiques médicales courantes, les médecins les considèrent comme une attaque, une menace. Ces découvertes pourraient exiger l'apprentissage de nouveaux principes et méthodes, et sont donc incommodes.
- Si ces résultats mettent en évidence la supériorité d'une nouvelle méthode, il est particulièrement difficile pour les sommités du monde de la médecine d'avouer qu'elles ont été devancées par des concurrents sur leur propre terrain.
- Si les résultats suggèrent que les soins prodigués jusqu'alors n'ont servi à rien, cela ridiculise les partisans de ces soins, nuit au prestige si important en médecine et remet en question l'autorité médicale. Avouer que l'action menée par les médecins reposait sur une idée fausse, et n'a en réalité rien apporté au patient, ne ferait qu'éveiller doutes et remords chez ces médecins.
- Ces résultats négatifs peuvent représenter une menace pour les intérêts économiques des fabricants et des utilisateurs des tests diagnostiques, thérapies ou médicaments douteux.

L'exemple tragique de la Thalidomide, un somnifère produit par la firme allemande Grünenthal, illustre ce dernier point. Pris en début de grossesse, ce médicament a provoqué de sérieuses malformations chez le nouveau-né. Entre 1958 et 1961, environ 10 000 enfants, dans le monde entier, sont nés avec de graves malformations des membres. Pendant des années, alors que naissaient de plus en plus d'enfants handicapés, le fabricant a ignoré les mises en garde et les questions des médecins. Le laboratoire a même menacé l'autorité sanitaire de Rhénanie-du-Nord-Westphalie de faire une demande de dommages et intérêts dans le cas de l'interdiction de la Thalidomide. Il a fallu attendre un article publié dans le journal *Welt am Sonntag* le 26 novembre 1961 pour que, du jour au lendemain, Grünenthal retire la Thalidomide du marché[22].

Aujourd'hui encore, ceux qui énoncent des vérités dérangeantes pour la médecine sont systématiquement discrédités. Deux membres de l'Institut de médecine générale du CHU de Hambourg-Eppendorf s'étant montrés critiques, dans un article du *Spiegel*, envers trois médicaments employés couramment pour combattre la maladie d'Alzheimer, un professeur de psychiatrie du centre hospitalier universitaire de Francfort a profité du courrier des lecteurs pour remettre en cause leurs compétences : selon le professeur, l'un des auteurs de l'article ayant une formation de psychologue, et l'autre de physicien, ils n'avaient pas le droit de dire qu'ils ne donneraient pas ces médicaments à leur propre grand-mère, car ils ne disposaient "d'aucune qualification médicale, ni de l'expérience clinique nécessaire".

Il s'agit là d'une argumentation présomptueuse et inappropriée. Peu importent la formation et la carrière des deux chercheurs. L'important, ce sont les arguments développés. L'ironie, dans tout cela, c'est que le physicien et le psychologue ont rédigé leur critique du traitement de la maladie d'Alzheimer avec deux autres personnes, toutes deux médecins.

Que disait le médecin anglais Iain Chalmers sur la relation qu'entretient sa profession avec la critique ? "Lorsque les résultats ne nous conviennent pas, les chercheurs sont soit incompétents, soit malhonnêtes, ou encore des fascistes[23]."

Sa réaction face à des résultats désagréables montre combien la médecine est loin de cet idéal de la science développé par le philosophe Karl Popper, qui exhortait à ne pas se raccrocher de manière dogmatique à des idées qui nous sont devenues chères : "Le but de la recherche n'est pas de défendre une idée, ni d'avoir raison."

COMMENT RÉSISTER AU CHANGEMENT

Comment, quand on est médecin, préserver des thérapies dépassées et erronées ? Le *British Medical Journal* a publié quelques règles d'or[24] :

Ne suivez pas l'actualité

Soyez tellement pris par votre travail que vous n'ayez pas le temps de lire, de participer à des congrès ou de comprendre votre propre manière d'exercer, et ne suivez surtout pas ce que font vos collègues.

Critiquez les études

Premièrement : mettez les sources en doute. On ne peut sérieusement attendre de vous que vous croyiez des informations qui ne proviennent pas de votre spécialité ou de votre zone géographique.

Deuxièmement : remettez en question la validité de ces données. N'importe quelle étude recèle un point faible, même minime, et on peut lui appliquer l'argument rhétorique bien connu : si on trouve un seul aspect qui n'est pas absolument parfait, cela invalide tous les résultats de l'étude.

Troisièmement : mettez en doute la possibilité d'appliquer ces données à un cercle de patients aussi exceptionnel et à une manière d'exercer aussi unique que les vôtres. Cela vous sera particulièrement utile dans le cas où des données provenant de grandes études cliniques viennent contredire les impressions personnelles que vous avez pu avoir en soignant les quelques patients que vous avez.

Jouez la carte des avocats

Affirmez qu'on vous ferait un procès si vous vous aventuriez dans quelque chose de nouveau ou ne pratiquiez plus les bons vieux traitements.

Rejetez la faute sur vos patients

Affirmez que, vous-même, vous aimeriez bien changer vos méthodes, mais que vos patients exigent que vous en restiez aux anciennes. Ainsi, tout le monde comprendra que vous continuiez à faire une piqûre de vitamine B12 par mois contre l'anémie et à prescrire des antibiotiques pour soigner un rhume.

Rappelez aux autres que vous n'êtes pas n'importe qui
Si l'employé d'une caisse d'assurance maladie, un pharmacien ou une infirmière vous soumettent une idée, ou si un patient vous montre des informations qu'il a trouvées sur Internet, ignorez le tout, et demandez plutôt : "Dites-moi, votre diplôme de médecine, vous l'avez eu quand ?"

Rejetez tout en bloc
Face à des informations troublantes, prononcez cette phrase, entendue lors d'un séminaire de formation professionnelle : "Même si c'était vrai, je n'y croirais pas."

NE FAITES JAMAIS CONFIANCE A UNE ÉTUDE QUE VOUS N'AVEZ PAS MANIPULÉE VOUS-MÊME

Chaque année, ce sont environ deux millions d'articles qui paraissent dans les quelque vingt-cinq mille revues médicales existant dans le monde. Il est étonnant de constater qu'en fait la grande machine de la recherche produit beaucoup plus de données – dont nous n'apprenons jamais l'existence. Entre 50 et 70 % de tous les résultats d'études ne sont jamais rendus publics et, la plupart du temps, les informations négatives ou désavantageuses sont passées sous silence[25].

Le fait de taire certains résultats (la "sélection des données") favorise également la prolifération d'erreurs médicales. Cela a ainsi conduit à une estimation erronée de l'action de certains psychotropes, qu'on appelle les inhibiteurs de la recapture de la sérotonine. La paroxétine* réalise à elle seule des milliards de chiffre d'affaires. Les études publiées donnaient l'impression que ces médicaments pouvaient également aider à soigner les enfants dépressifs. Mais des chercheurs britanniques ont réussi à avoir accès à des données industrielles non publiées, qui ont fait apparaître le médicament sous un tout autre jour : on y lisait que ces psychotropes n'apaisaient pas les souffrances des enfants, au contraire, ils augmentaient même légèrement le risque de suicide. "La non-publication de séries de tests, pour quelque raison que ce soit, ou l'omission de données importantes dans ces séries peuvent avoir pour conséquence des indications thérapeutiques erronées", écrivent les scientifiques, qui exigent "une plus grande accessibilité et une plus grande transparence" de la recherche clinique[26].

Une ruse utilisée dans les études pharmaceutiques consiste à donner volontairement une mauvaise image du médicament de la concurrence, en l'administrant à dose trop faible ou trop élevée aux sujets du test, qui ne se doutent de rien[27]. Des études ont ainsi comparé l'antirhumatismal Nabumeton** au bon vieil acide acétylsalicylique, l'aspirine. Cependant, on donnait aux sujets du test 3,6 grammes d'acide acétylsalicylique par jour – une dose inhabituellement élevée. Selon le rhumatologue Peter Wagener, "l'administration à une dose excessive d'un médicament, dont on sait que cela aura toujours des effets

* Commercialisée en Allemagne sous le nom de Paxil. *(N.d.T.)*
** Principe actif : nabumétone. *(N.d.T.)*

secondaires, ne peut être comprise – mais nullement justifiée sur le plan médical – que si l'on suppose qu'il y a volonté de provoquer des effets secondaires[28]".

Malgré des résultats apparemment convaincants, le Nabumeton a fait un flop en Allemagne. L'antirhumatismal ne pouvait choisir moment plus défavorable pour arriver sur le marché : les médecins allemands venaient d'obtenir l'autorisation de facturer les injections intramusculaires comme une prestation à part. Dans de nombreux cabinets, les malades chroniques faisaient alors la queue dès le matin pour recevoir une injection qu'on leur avait proposée pour des raisons financières. La prescription du Nabumeton, qu'il suffisait d'avaler, n'aurait fait que déranger cette affaire juteuse.

Le choix de participants à des études cliniques peut lui aussi créer de fausses vérités. On choisit souvent, volontairement, des personnes plutôt jeunes et en bonne santé – car elles sont moins susceptibles de subir des effets secondaires. Selon un article du *Canadian Medical Association Journal*, seuls 2,1 % des sujets d'études portant sur des anti-inflammatoires ont plus de soixante-cinq ans, alors que ce sont majoritairement des personnes âgées qui ont recours à ce genre de médicaments. Quant au donépézil, utilisé contre la maladie d'Alzheimer, la revue rapporte qu'au lieu de choisir des sujets très âgés on a testé ce principe actif sur des personnes qui, âgées de soixante-cinq à soixante-quatorze ans, étaient plus jeunes que nombre de patients souffrant de démence, et qui étaient en bonne santé[29].

L'histoire des erreurs médicales nous enjoint à faire preuve d'un certain scepticisme. De nombreuses certitudes, dans la médecine d'aujourd'hui, deviendront de simples suppositions, puis seront reconnues comme des erreurs.

III

MOINS ON EN FAIT, MIEUX ON SE PORTE

LES NUISANCES QUE PEUT PROVOQUER L'EXPANSION DE LA MÉDECINE

Dans les pays riches, le complexe médico-industriel bénéficie en général d'une croissance beaucoup plus importante que l'économie. Car ce système n'est pas déterminé par les consommateurs, mais par les médecins – et ceux-ci jouent un double rôle. Ils offrent des prestations médicales et fixent en même temps la demande. Ainsi, le nombre des opérations du dos augmente proportionnellement à celui des chirurgiens spécialistes du dos[1]. Selon Christian Köck, chercheur en santé publique à l'université de Witten/Herdecke, le nombre de patients hospitalisés dépend directement du nombre de lits d'hôpitaux à occuper.

Au centre hospitalier universitaire de Fribourg, le recours à des prestations médicales pour des raisons économiques a même été ordonné dans des notes de service. C'est ce que nous laissent entendre des instructions internes adressées à tous les "collègues du service de chirurgie générale et polyclinique" signées par le professeur Günther Ruf, médecin-chef, et un autre médecin. Le premier point du procès-verbal d'une réunion de service donnait aux médecins l'instruction suivante : "Professeur Ruf : le taux d'occupation des lits en chirurgie baisse depuis deux semaines et est en deçà de 80 %. Désormais, les patients seront gardés un jour de plus." Dans un des comptes rendus suivants, on pouvait lire : "Le professeur Ruf évoque l'occupation actuelle des lits dans les différents services. Il apparaît que le taux d'occupation est de 80 %. Les médecins des différents services sont priés de prolonger, lorsque c'est possible, le séjour du patient, et de faire en sorte que le taux d'occupation des lits augmente[2]."

La "demande induite" – voilà le nom que les économistes donnent au phénomène consistant, pour les médecins, à essayer d'assurer et de faire augmenter leurs revenus. Aux Etats-Unis, lorsque le nombre des naissances a baissé de plus de 13 % entre 1970 et 1982, les obstétriciens ont rectifié le tir en augmentant le nombre de césariennes. Celles-ci leur permettaient d'empocher des honoraires plus élevés que les naissances normales[3]. En Allemagne aussi on observe que, pour des raisons économiques, de moins en moins d'enfants naissent par les voies naturelles : tandis que le nombre des naissances diminue, la part des césariennes ne cesse d'augmenter. Aujourd'hui, en Allemagne, 23 % des enfants naissent par césarienne – pour l'OMS, seules 15 % de ces interventions sont justifiées[4].

Cette augmentation arbitraire de l'offre médicale, on l'observe un peu partout dans les pays riches.

En 1970, dix-huit pays industrialisés dépensaient en moyenne 5,2 % de leur produit national brut pour la santé ; en 2001, cette part atteignait 8,9 %. En Allemagne, les dépenses ont augmenté de façon grotesque. En 1960, l'Allemagne de l'Ouest dépensait l'équivalent de 9,5 milliards d'euros en médicaments, consultations et opérations. Quatre décennies plus tard, l'Allemagne réunifiée en dépensait 234,2 milliards. Tandis qu'en 1960 113 000 médecins exerçaient en Allemagne de l'Ouest, le pays en compte aujourd'hui près de 300 000.

Cette explosion des dépenses ne saurait être expliquée par le vieillissement de la population, d'autant que les baby-boomers n'entrent pas encore dans la catégorie des personnes âgées. Elle rappelle plutôt le bon mot de Mark Twain : "Lorsque nous perdîmes de vue notre but, nous redoublâmes d'efforts."

Comme l'Allemagne, la Suisse et les Etats-Unis consacrent déjà plus de 10 % de leurs revenus à la santé ; leaders dans ce domaine, les Etats-Unis ont presque atteint, en 2001, le chiffre incroyable de 15 %. Les fonctionnaires de la santé et les employés du secteur pharmaceutique se plaisent à justifier cette croissance incessante par les triomphes de la médecine. Nul ne conteste l'importance de la chirurgie de transplantation ou de la médecine urgentiste. Pneumonies, septicémies et méningites étaient autrefois mortelles dans la plupart des cas – aujourd'hui, elles peuvent presque toujours être soignées.

Cependant, ces conquêtes masquent le fait que la médecine n'a eu qu'une influence réduite sur la santé publique. L'amélioration générale des conditions de vie des gens a été un bienfait infiniment plus grand. Le britannique Thomas McKeown, spécialiste de médecine sociale, a étudié d'anciens registres des décès du pays de Galles et d'Angleterre et a découvert la chose suivante : la mortalité due à de nombreuses maladies, parmi lesquelles le choléra, le typhus, la tuberculose, la rougeole, la scarlatine ou la coqueluche, connaissait déjà une baisse constante au XIXe siècle – bien avant que l'agent pathogène de ces maladies ne soit identifié et que l'on dispose d'un médicament pour les soigner. En prenant l'exemple de la tuberculose, McKeown a calculé que le recul de cette maladie était dû pour 92 % à l'amélioration des conditions de vie, et pour 8 % seulement à l'existence des antibiotiques.

Tuberculose pulmonaire

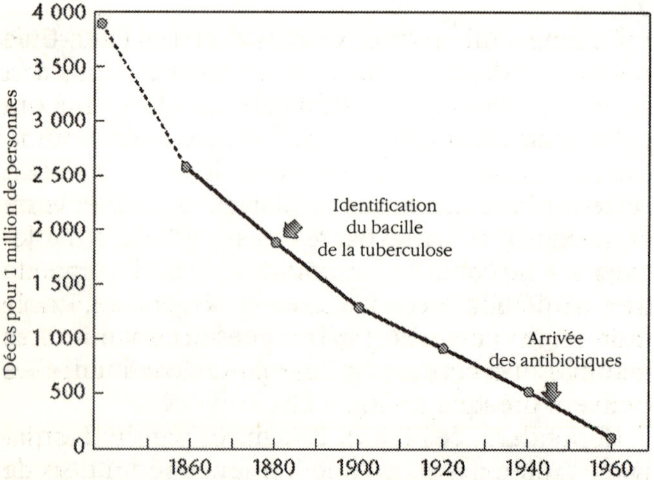

D'après Thomas McKeown :
The Role of Medicine, *Princeton, 1976.*

Selon McKeown, “la médecine moderne est loin d’être aussi efficace que la plupart des gens le croient[5]”. Le microbiologiste français René Dubos a été un pionnier de la recherche sur les antibiotiques. Pour lui, “l’arrivée de sous-vêtements bon marché en coton, faciles à laver, ainsi que du verre transparent, qui a fait entrer la lumière dans la plus modeste des habitations, a fait davantage pour enrayer les infections que tous les médicaments et toutes les thérapies réunis[6]”. Les fruits de la médecine moderne – cachets, services de soins intensifs, instruments de mesure perfectionnés – ne déterminent le niveau de santé d’une population qu’à hauteur de 10 %[7].

GROSSES DÉPENSES, PETITS BÉNÉFICES

Injecter plus d’argent dans le système de santé ne permet pas d’améliorer ce maigre rendement. C’est la loi des limites de l’utilité de la croissance qui prévaut ici : plus les investissements augmentent, plus les bénéfices sont réduits. A partir d’un certain point, la croissance cesse d’être utile. Avec leurs systèmes de santé onéreux, les Etats-Unis et l’Allemagne pourraient bien avoir déjà dépassé ce point : une croissance incontrôlée favorise l’apparition de traitements absurdes et de médications superflues – au bout du compte, les bienfaits de la médecine peuvent même en pâtir.

Comparée à la plupart des autres pays industrialisés, l’Allemagne investit en moyenne un tiers de plus dans son système de santé[8]. Le montant des dépenses s’élève à 2 283,48 euros par an et par

Les limites de l'utilité de la médecine

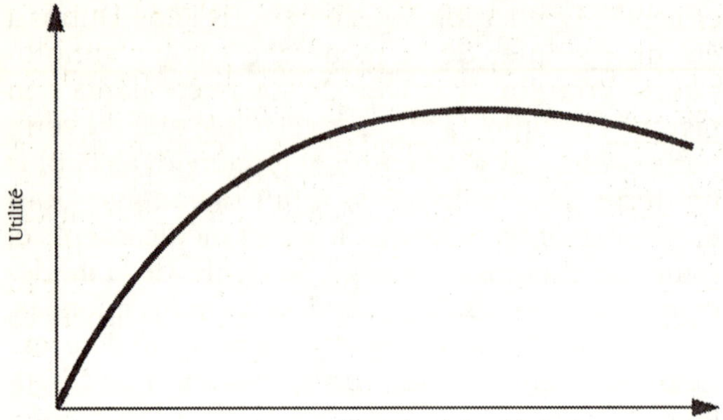

Au début, l'utilité des investissements est très grande (comme lorsqu'on ouvre un premier cabinet médical dans un village). Cependant, plus les investissements augmentent, plus l'utilité diminue (ouverture du millième cabinet médical dans le village). Au bout d'un moment, la courbe est plate (plus d'utilité) et finit même par descendre : la croissance démesurée de la médecine est nuisible.

Source : Fisher, Elliott et Welch, Gilbert : "Avoiding the Unintended Consequences of Groth in Medical Care", Jama *281, 1999, p. 446-453.*

habitant, contre 1 757,34 euros en moyenne dans les autres pays*. Les dépenses du pays n'ont pourtant pas amélioré la santé de ses citoyens : presque tous les indicateurs de santé nous montrent que l'Allemagne ne se situe que dans la moyenne. L'espérance de vie d'un nouveau-né de sexe féminin est de 80,7 ans en Allemagne, et de 84,6 ans au Japon, bien qu'on y dépense beaucoup moins d'argent dans le secteur médical.

* 2 280,26 euros en France. *(N.d.T.)*

QUAND ON VEUT TROP BIEN FAIRE...

Une comparaison entre les deux voisins nord-américains que sont les Etats-Unis et le Canada nous montre bien les limites de l'utilité de la croissance. Leslie Roos, de l'université du Manitoba à Winnipeg, s'est penchée sur la mortalité postopératoire dans la province canadienne du Manitoba et dans l'Etat américain de Nouvelle-Angleterre, où le système de santé dispose de moyens bien plus importants[9]. Pour ce faire, Roos a entrepris des recherches sur le nombre de patients encore en vie un mois, un an et trois ans après l'intervention. Résultat : pour les opérations peu ou moyennement risquées, le taux de mortalité est toujours bien plus faible au Manitoba qu'en Nouvelle-Angleterre. Pour les opérations complexes et risquées, la chirurgie très perfectionnée des Etats-Unis obtient un taux de survie plus élevé ; mais cela est uniquement valable pour les trente jours suivant l'opération – sur des périodes plus longues, les différences disparaissent. Les dépenses plus élevées des Etats-Unis ne sont donc pas employées efficacement, et ne rendent la médecine nullement meilleure.

LE CULTE DE LA MALADIE

De nombreuses caisses d'assurance américaines prennent en charge la quasi-totalité des traitements, même les plus modernes. Toutefois, les dépenses de santé diffèrent énormément d'une région à l'autre. Les chercheurs sont donc parfaitement à même de se pencher sur la question suivante : les gens qui bénéficient de presque tous les fruits de la médecine moderne vont-ils vraiment mieux que ceux qui doivent se contenter de beaucoup moins ?

Le quartier new-yorkais de Manhattan est une sorte de laboratoire à ciel ouvert de la médecine ultramoderne. On y dépense 10 550 dollars par personne pour les soins médicaux, alors que dans la ville de Portland (Oregon) les dépenses s'élèvent à 4 823 dollars par personne, soit moins de la moitié. Admettons qu'un habitant de Manhattan prenne sa retraite à soixante-cinq ans et vive encore dix-huit ans, il pourra constater que durant cette période on investira 100 000 dollars de plus pour sa santé que pour celle des gens qui sont dans son cas à Portland.

Les études de chercheurs en santé publique ont montré que cette différence ne s'explique ni par des prix plus élevés, ni par la fréquence des maladies. Elle réside dans le fait que les assurés de Manhattan vont deux fois plus souvent chez le médecin et passent plus du double de temps dans les hôpitaux que leurs compatriotes de Portland. La probabilité est trois fois plus élevée pour les habitants de Manhattan de passer une semaine ou plus dans un service de soins intensifs au cours des six derniers mois de leur vie[10].

En Floride, les gens semblent entretenir une relation encore plus intime avec la médecine. Ils dépensent en moyenne plus de 16 % de leurs revenus pour leur santé, et certains ont même un médecin pour chaque partie du corps. "Si nous ne fermons pas à clé notre cabinet pendant la pause de midi, les patients s'y précipitent et attendent même dans le noir, déclare Jeffrey Miller, urologue à Boca Raton. Et la plupart du temps, on ne peut pas vraiment parler de maladie – encore moins d'urgence médicale. Aller chez le médecin fait tout simplement partie de la culture locale[11]."

Il est illusoire de penser que ce culte de la médecine prolonge l'existence terrestre. Car l'espérance de vie n'est nullement plus élevée à Manhattan ou en Floride qu'à Portland ou dans les autres contrées américaines où on dépense beaucoup moins d'argent pour les soins médicaux. Il semble plutôt que ce soit le contraire, comme l'ont montré les chercheurs de l'équipe d'Elliott Fischer, de la Darmouth Medical School, dans l'Etat du New Hampshire. Les chercheurs en santé publique ont étudié les dossiers médicaux de patients qui avaient eu une fracture de la hanche, un cancer de l'intestin ou encore un infarctus : c'est là où les traitements coûtent 60 % de moins que dans les régions les plus chères que les patients vivent le plus longtemps[12].

Ce résultat nous montre une fois de plus qu'à partir d'un certain point les bienfaits de la médecine peuvent se changer en nuisances. Avec son collègue Gilbert Welch, Fischer a développé un modèle qui décrit comment l'expansion de la médecine peut rendre les gens malades.

Comment l'acharnement thérapeutique
peut rendre malade

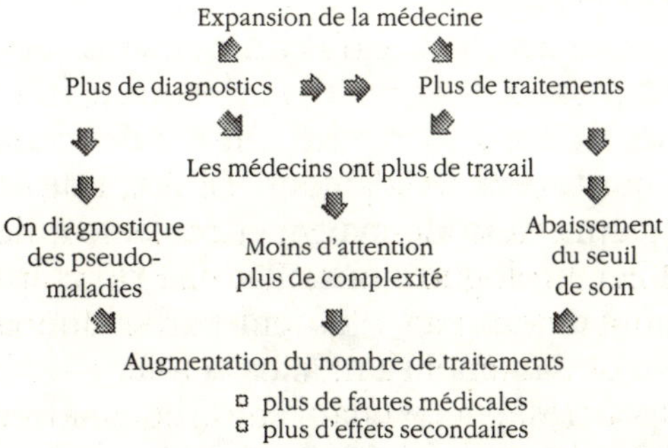

Source : Fisher, Elliott et Welch, Gilbert : "Avoiding the Unintented Consequences of Growth in Medical Care", Jama *281, 1999, p. 446-453.*

Si l'on en croit leurs réflexions, les investissements réalisés dans le complexe médico-industriel ont des conséquences profondes sur le système. Ainsi, la création d'un service pour prématurés entraînera forcément le placement en couveuse d'enfants en parfaite santé, mais nés avant la date prévue. L'arrivée d'un cardiologue supplémentaire dans un hôpital aura une influence sur la fréquence des examens cardiaques auxquels seront soumis les patients. La simple présence de ressources supplémentaires incite les médecins à les utiliser – ne serait-ce que "pour ne prendre aucun risque[13]".

Fischer et Welch mettent en garde contre cette attitude qui "ne tient pas compte d'éventuelles nuisances". Or de nombreuses études montrent qu'elles existent : le suivi intensif des femmes enceintes, par exemple, n'améliore pas l'état de santé de la mère, ni celui de l'enfant. Cela augmente le nombre de consultations et favorise le recours, non justifié, à des médicaments pour stopper les contractions. Autre exemple de traitement nuisible : la prescription à des patients cardiaques de ce qu'on appelle les antiarythmiques[14].

L'apparition de troubles du rythme cardiaque après un infarctus s'accompagne d'un risque accru d'arrêt cardiaque. Comme l'a révélé une étude tout à fait sérieuse, certains médicaments (Encaïnide et Flecaïnide) permettent de maîtriser ces arythmies. La mortalité en est-elle vraiment réduite pour autant ? Dès le début des années 1980, certaines données ont montré qu'il n'en était rien. Mais ces résultats n'ont pas été publiés par les laboratoires pharmaceutiques. Il a fallu attendre 1989 pour que soit publiée l'étude CAST et ses résultats effrayants : les patients qui avaient pris des antiarythmiques succombaient plus fréquemment à un arrêt cardiaque que ceux du groupe témoin, à qui on avait donné des placebos – il s'était avéré que ces médicaments entravaient la capacité de contraction du muscle cardiaque[15].

La presse médicale passe parfois sous silence les dommages collatéraux. Une étude a ainsi montré que les personnes qui avaient subi un infarctus et qu'on soumettait à un traitement invasif, avec cathéter et dilatation thérapeutique des vaisseaux, avaient un taux de mortalité plus élevé que les autres patients. Cette nuisance manifeste n'apparaissait cependant pas dans la conclusion de l'article, où on trouvait seulement cette formule lapidaire : les avantages de la stratégie thérapeutique invasive n'ont pas pu être prouvés[16].

LE DIAGNOSTIC, UNE MALADIE TRÈS RÉPANDUE

Comme le remarquait avec humour Rudolf Gross, spécialiste des maladies internes à Cologne, le constat de l'existence d'un organe, le cœur, par exemple, ou les poumons, peut déjà représenter un léger dysfonctionnement[17]. Dans les faits, la médecine a accompli de tels progrès qu'on considère qu'une personne en bonne santé est une personne qui n'a pas encore été suffisamment examinée. La résonance magnétique nucléaire montre qu'un quart des jeunes gens ont une anomalie dans les genoux ; la moitié des adultes qui ne souffrent pas du dos ont des disques intervertébraux en mauvais état. Bien avant d'avoir atteint l'âge mûr, chacun d'entre nous a en lui certaines formes de maladies à un stade très précoce.

Parmi les gens qui se sentent bien, nombreux sont ceux qui présentent en fait les signes du diabète, de maladies vasculaires ou cardiovasculaires, d'une hépatite, ou d'un cancer. Pourtant, rien ne dit que ces maladies menaceront un jour leur bien-être. Certaines maladies ont une évolution extrêmement lente. Avant qu'elles ne se déclarent, les gens seront déjà morts d'autre chose. D'autres n'évolueront peut-être même pas[18].

Plus le diagnostic est précis, plus certaines maladies sont répandues. Un examen clinique classique montre que 21 % des gens ont des nodules thyroïdiens ; les ultrasons, eux, en détectent chez 67 % des personnes examinées. Ces nœuds, la plupart du temps inoffensifs, sont souvent opérés, ce qui s'avère superflu dans 90 % des cas[19].

Il y a un autre moyen d'aider les maladies et les risques à se répandre : c'est de modifier sciemment les taux limites admis pour certaines analyses. Prenons l'exemple du cholestérol : si l'on fait passer ce taux de 2,40 grammes par litre de sang à 2,00, on transforme la moitié de la population en patients à risque. En Allemagne, l'Initiative nationale contre le cholestérol, un groupe d'intérêt privé rassemblant plusieurs lobbies, a réussi son coup en 1990, en imposant une valeur de 2,00[20]. Une nouvelle définition tellement stricte qu'une valeur normale pour un adulte est considérée comme un facteur de risque. "Un enfant qui a un taux de 2,00, c'est inquiétant, déclare Walter Dresch, médecin en exercice à Cologne. Mais si une personne de cinquante ans a dans les 2,50, c'est une valeur idéale[21]."

L'influence du choix de valeurs limites sur la fréquence d'une maladie (à l'exemple de l'hypercholestérolémie)

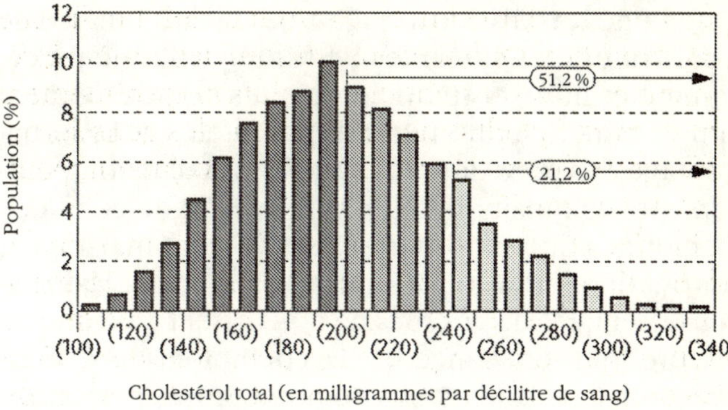

En fixant une valeur limite de 200 pour le cholestérol total dans le sang, on transforme plus de la moitié de la population adulte en patients à risque. Ces chiffres viennent des Etats-Unis.

Source : Fisher, Elliott et Welch, Gilbert : "Avoiding the Unintended Consequences of Groth in Medical Care", Jama *281, 1999, p. 446-453.*

La rencontre entre des techniques de mesure de plus en plus précises et des taux de plus en plus stricts crée une dynamique inédite : on ne cesse de découvrir de nouveaux cas. C'est une très bonne nouvelle pour les médecins. Cela leur montre que leurs efforts servent à quelque chose et les conforte encore dans leur volonté de pousser le diagnostic toujours plus loin. Ce faisant, ils inventent un nouveau type de maladies, qu'on peut appeler les pseudo-maladies. C'est le nom que donnent Elliott Fisher et Gilbert Welch à ces nombreuses maladies que les gens n'auraient même pas ressenties au cours de leur vie, soit parce qu'elles sont tout à fait bénignes, soit parce qu'ils seraient morts d'une autre maladie avant. Les personnes concernées se font du souci pour rien, il aurait été mieux pour elles de ne jamais apprendre ce diagnostic.

Or, une fois diagnostiquées, ces pseudo-maladies confrontent les systèmes de santé publics à un dilemme éthique et financier, car il s'agit de décider qui va bénéficier d'un traitement précoce. Le pourcentage des gens dont les symptômes resteront finalement inoffensifs est bien plus élevé que celui des personnes qui tomberont effectivement malades et auront un jour besoin d'une aide médicale. Malheureusement, les diagnostics ne nous disent pas (ou pas encore) qui sera concerné. Les pathologistes découvrent ainsi dans les tissus de nombreuses personnes apparemment en bonne santé des cellules dégénérées (voir p. 120), mais seul un très petit nombre d'entre elles développeront un jour un cancer.

Ces réalités échappent souvent aux médecins pris au piège d'une médecine hautement technicisée ; ils continuent à penser qu'ils font de gros progrès – parce que les taux de survie s'améliorent. Mais cette conclusion est trompeuse : le fait qu'un diagnostic précoce entraîne une amélioration du taux de survie s'explique uniquement par des critères statistiques. La période de survie désigne le temps qui s'écoule entre le diagnostic et la mort, et elle sera forcément plus longue si le diagnostic intervient plus tôt. Un taux de survie plus élevé peut ainsi nous faire miroiter un progrès thérapeutique qui, en fait, n'existe pas : les patients ne vivent pas plus longtemps. Souvent, les médecins ne voient pas que cette conclusion est fausse, ils sont fiers de leurs résultats apparemment bons, et ils investissent de plus en plus dans les outils techniques.

TROP DE RAYONS X

Les appareils de radiographie et les scanners sont aujourd'hui les plus grandes sources de rayons X, participant à hauteur de 14 % à la nuisance mondiale. C'est le Japon qui occupe la première place, avec près de 1 500 radiographies pour 1 000 habitants ; l'Allemagne vient en deuxième position, avec 1 254 examens. Ce boom des rayons X a un prix, et ce sont les patients seuls qui le paient. On estime que chaque année en Allemagne 2 000 personnes déclarent un cancer provoqué par des examens radiologiques[22]. Souvent, le patient n'a donc que la douleur et la mort à y gagner, alors qu'un bon nombre de ces examens pourraient être évités. Des experts comme les radiologues Peter Herzog et Christina Rieger de l'université de Munich affirment que, d'un point de vue médical, près d'un tiers de tous les examens radiologiques sont superflus[23]. Le rôle prépondérant que jouent les médecins allemands dans l'exposition des patients aux rayons X s'explique par un intérêt financier. Environ 70 % des examens ne sont pas réalisés par des radiologues, mais par des médecins d'autres spécialités qui possèdent leurs propres appareils de radiographie. Nombre de ces docteurs envoient donc, inutilement, des patients dans leur propre laboratoire – ils nuisent à leurs patients tout en se remplissant les poches[24].

THÉRAPIES SANS LIMITES

Il est rare que la médecine s'arrête une fois le diagnostic établi, souvent, c'est plutôt là que tout commence. Cela peut concerner des gens souffrant de maladies chroniques, et qu'on soigne alors de manière plus intensive (ce qui peut leur être bénéfique). Mais cela fait aussi baisser le seuil à partir duquel on soigne quelqu'un : de plus en plus, on importune des gens dont l'état de santé n'est pas vraiment préoccupant. "Si on augmente le nombre de lits en soins intensifs, déclarent Fisher et Welch, cela entraîne une baisse moyenne de la gravité des cas des patients qu'on y trouve." Si l'on double le nombre de chirurgiens cardiothoraciques dans un hôpital, le nombre de certains pontages est multiplié par neuf.

Une étude américaine a démontré cette tendance en se penchant sur le service de médecine intensive pour les nouveau-nés : dans les régions où il y a quatre fois plus de pédiatres néonatologues qu'ailleurs, le nombre d'enfants en couveuses est nettement plus important. Or beaucoup ne sont absolument pas dans un état sérieux, et ces soins extrêmement coûteux ne leur apportent rien – le taux de mortalité infantile reste inchangé. Pour le médecin Kevin Grumbach, de l'université de Californie à San Francisco, ce phénomène est un exemple typique, qui nous montre "comment un système de santé en fait trop lorsqu'il est basé sur l'offre et la demande et ne dispose pas d'une politique appropriée en matière de santé publique[25]".

Le fait que beaucoup de gens soient préoccupés par leur santé peut favoriser cette extension du champ de la médecine. Mais il serait faux de rejeter la faute sur eux. Car il ne faut pas oublier que le traitement est amené et effectué par le médecin ; en outre, les patients font partie d'un système dont ils ne sont pas responsables et où l'offre crée sa propre demande.

Toute intervention médicale présente des risques, mais pour des personnes qui ne sont que légèrement souffrantes ces risques sont proportionnellement élevés. La probabilité qu'une thérapie leur soit utile est faible, étant donné que même sans traitement leur pronostic est bon. En revanche, elles subiront toutes les conséquences d'éventuels effets secondaires, fautes médicales et autres complications. L'abaissement du seuil à partir duquel on soigne les gens conduit au *tampering*, le fait de "s'affairer" sur des gens qui sont en fait en bonne santé[26]. Cette ingérence intervient toujours lorsqu'un médecin observe la modification inopinée d'une valeur mesurée ou le changement d'une partie du corps, qu'il l'interprète à tort comme étant le symptôme d'une maladie et qu'il se met à bricoler. Ce phénomène concerne particulièrement les personnes âgées. Ce harcèlement médical peut entraîner chez elles de graves complications et bouleverser complètement leur existence.

LES DANGERS DE LA SURACTIVITÉ

La technicisation de la médecine complique le quotidien de l'hôpital et augmente – par un processus d'auto-amplification – la charge de travail des médecins. En particulier pour les patients souffrant de maladies chroniques comme le diabète ou l'insuffisance cardiaque, ils rassemblent une foule de données diagnostiques, à laquelle ils accordent ensuite plus d'attention qu'à la personne qu'ils soignent.

Le rythme frénétique de la vie hospitalière fait que les médecins sont souvent distraits et qu'ils oublient parfois quelque chose d'important, comme de donner des anticoagulants à un patient qui vient de faire un infarctus. De plus, la croissance de la médecine ne cesse d'offrir de nouvelles options thérapeutiques. Le médecin "risque, de plus en plus, d'être dans une situation où les arbres lui cachent la forêt[27]".

La complexité des hôpitaux, ces centrales électriques de la médecine moderne, les rend vulnérables aux incidents. Les tâches bureaucratiques prennent de l'importance, si bien que le travail quotidien des médecins s'accompagne d'une montagne de paperasse. Quant aux ordonnances illisibles et aux dossiers de patients mal tenus, ils provoquent chaque année des milliers de pannes – certains médecins font plus de dégâts avec un stylo qu'avec un scalpel[28].

Les pattes de mouche de Ramachandra Kolluru, cardiologue texan, ont ainsi envoyé dans l'au-delà un de ses patients, âgé de quarante-deux ans. Les hiéroglyphes griffonnés par le médecin sur l'ordonnance étaient censés prescrire de l'*Isordil*, un médicament contre les douleurs cardiaques. Au lieu de cela, le pharmacien a lu "Plendil" et donné au malade du cœur ce médicament contre l'hypertension. Le patient n'est pas allé bien loin. Le lendemain de la première prise, il était terrassé par un infarctus ; il est mort peu après.

Un rapport américain émanant de l'Institute of Medicine montre avec quelle angoissante fréquence de telles pattes de mouche provoquent des erreurs graves. Selon ce rapport, des milliers de citoyens américains meurent chaque année parce qu'on ne leur a pas donné les bons médicaments. Les ordonnances écrites à la main et que personne ne parvient à déchiffrer passent pour l'une des principales sources d'erreur.

En Allemagne, il est vrai que les ordonnances sont de plus en plus écrites à l'ordinateur et imprimées. Mais les signes rajoutés sur les formulaires de radiographie et sur les dossiers médicaux font parfois désespérer nos infirmiers, médecins et patients. Dans l'agitation de la journée, d'incessantes ratures et notes rajoutées à la main changent les plannings opératoires en véritables brouillons. Et voici ce que cela donne : dans la salle 3 d'un hôpital allemand, on devait manifestement amputer la jambe d'un patient au niveau du genou. Un médecin avait en tout cas griffonné sur le planning : "Amp. gen.", ainsi qu'un symbole masculin. Nulle place, sur ce morceau de papier entièrement recouvert de notes manuscrites, pour le nom ou la date de naissance du patient. De même, il n'était nullement indiqué quelle jambe il fallait couper.

Chaque année, les employés d'un grand hôpital effectuent environ cent mille soins ambulatoires et hospitaliers, chacun de ces soins comprenant de nombreuses étapes : stérilisation des instruments chirurgicaux, anesthésie du patient, opération et suivi médical. Même si une seule manipulation sur cent, une seule décision sur cent sont mauvaises, cela donne au total un imposant risque d'erreur : pour cent actes, la probabilité que quelque chose aille de travers est, d'un point de vue purement mathématique, de 63 %, pour mille actes, cette probabilité est de 99,9 %[29].

Selon les enquêtes, entre 3,7 et 16,6 % de ceux qui ont affaire à l'hôpital sont victimes d'un "incident non souhaité". Quand on prend l'avion, la probabilité d'être blessé ou tué est de 1 sur 2 millions – quand on va à l'hôpital, elle est de 1 sur 200. Selon l'association générale des patients de Marbourg, cela signifie que chaque année en Allemagne quelque 100 000 personnes sont mal soignées, et 25 000 d'entre elles décèdent, la cause de leur mort étant iatrogène ("provoquée par le médecin"). Parfois, ces décès sont dus à des fautes médicales ; mais la plupart du temps ils sont la conséquence d'erreurs organisées, d'actes médicaux superflus ou injustifiés. "Les hôpitaux sont des endroits dangereux, nous avertit le *New England Journal of Medicine*, surtout quand on n'a rien à y faire[30]."

MOINS ON EN FAIT, MIEUX ON SE PORTE

Si des régions comme Manhattan et la Floride *(high spending regions)* réduisaient leurs dépenses de santé jusqu'à un taux raisonnable, les coûts baisseraient de 30 %[31]. L'un des plus grands prestataires de services médicaux des Etats-Unis a osé faire un pas dans cette direction, renonçant même à plus de la moitié des services qu'il proposait jusqu'alors. Le nombre des assurés du Department of Veteran Affairs est passé de 2,6 à 3,1 millions ; au même moment, le nombre des lits d'hôpitaux baissait de 55 %. Les sceptiques craignaient que ce tournant inédit n'entraîne la mort précoce de certains assurés. Car nombre d'entre eux souffraient de maladies chroniques et avaient plus de soixante-cinq ans.

Il n'en a rien été : pour quatre des neuf maladies étudiées, l'espérance de vie, statistiquement parlant, ne variait pas d'un seul jour – quant aux cinq autres maladies, le taux de survie s'était même amélioré[32].

Ne serait-il en fin de compte pas si grave que les hôpitaux restent fermés ? Au printemps 2000, en Israël, les médecins des hôpitaux ont fait grève pendant plusieurs semaines. Des centaines de milliers d'examens n'ont pas eu lieu, des dizaines de milliers d'opérations ont été reportées ou annulées. Seuls les urgences, les services de dialyse et de cancérologie, ainsi que les services de néonatalogie et de pédiatrie sont restés ouverts ; pour le reste, on renvoyait les gens chez eux. Ils sont davantage retournés chez leur médecin de famille, ou sont simplement restés à la maison. Comme l'a montré une enquête réalisée auprès des principales entreprises de pompes funèbres, cela a eu des conséquences : presque partout dans le pays, le taux de mortalité a connu une nette baisse, on mourait moins. Pour le *British Medical Journal*, cette grève des médecins a "peut-être été une bonne chose pour la santé publique[33]".

IV

OÙ LE CABINET DU MÉDECIN SE CHANGE EN SUPERMARCHÉ

LA CHARITÉ CÈDE LA PLACE AU COMMERCE

On ne s'ennuie pas dans la salle d'attente du Dr Hans-Bernd Wiesener. Sur l'écran d'une télévision défilent sans cesse de petits films grâce auxquels ce gynécologue de Stuttgart encourage sa clientèle féminine à recourir à divers traitements payants. Cette campagne publicitaire est un franc succès. Pas moins de 70 % de ses revenus annexes, comme l'affirme Wiesener, "viennent des clips diffusés dans la salle d'attente[1]".

Dans les cabinets médicaux allemands, on propose de plus en plus souvent aux gens ce qu'on appelle des "soins individuels", qu'ils doivent payer de leur propre poche. Les médecins se lancent dans ce commerce avec un zèle inédit. En 2004, près d'un patient sur quatre (16,6 millions de personnes) s'est vu proposer un soin individuel par son médecin, ou s'est même laissé convaincre de s'y soumettre – trois ans auparavant, cela concernait à peine 9 % des patients (6,4 millions de personnes)[2]. Selon Bioscientia, un laboratoire actif dans toute l'Allemagne, la demande de certaines prestations non remboursées a doublé en un an.

La taxe de 10 euros que le patient allemand doit désormais verser une fois par trimestre quand il va chez le médecin semble n'avoir fait que renforcer ce commerce. Selon Gerhard Riegl, expert en marketing à Augsbourg, le fait de manipuler de l'argent dans un cabinet médical devient normal – et cela ne pourrait qu'être favorable au commerce des soins individuels. Au total, ce marché des prestations payées par les patients représente chaque année, pour tout le pays, plus d'un milliard d'euros. Pour un cabinet médical, cela peut signifier 30 000 à 50 000 euros de revenus supplémentaires – les vendeurs particulièrement retors pouvant encaisser jusqu'au double.

Pour les acheteurs, c'est de l'argent gaspillé. Car presque tous les soins individuels, et la médecine en est sûre, ne servent à rien. Ces actes médicaux ont été soumis au contrôle de représentants des médecins et des caisses d'assurance maladie, et considérés d'un commun accord comme “non nécessaires d'un point de vue médical”. Parmi les très rares exceptions, on trouve les vaccins à faire avant un voyage lointain : ces vaccins sont utiles, et la seule raison pour laquelle ils ne sont pas remboursés est que l'on considère qu'aller en vacances dans des pays exotiques susceptibles d'être exposés aux épidémies relève du risque privé de l'assuré. Pour le reste, selon Johannes Köbberling, ancien directeur du centre de médecine interne des cliniques Saint-Antoine de Wuppertal, le terme “soin individuel” ne recouvre rien d'autre qu'un “ramassis de prestations dont on peut parfaitement se passer”. Pour le professeur, ce qu'on propose au patient n'est pas seulement discutable, mais "parfois même nuisible". Jörg-Dietrich Hoppe, président de la Chambre des médecins allemands, observe lui aussi les affaires de ses collègues en exercice avec une inquiétude grandissante – et n'hésite pas à qualifier certains d'entre eux d'"arnaqueurs". Pour l'éminent professeur, le fait que "des médecins persuadent des patients de se soumettre à certains traitements par pur intérêt financier" est "parfaitement indigne de la profession[3]".

Beaucoup de médecins n'ont pas ces scrupules. Ainsi, si vous entrez dans la clinique privée Mönckeberg, dans le centre de Hambourg, l'assistante vous donne aussitôt une liste de soins individuels avec leurs prix, parmi lesquels de douteux examens des aisselles et des seins par ultrasons à 60 euros. Les patientes refusant d'acheter les prestations qu'on leur propose sont priées par l'assistante médicale de signer une déclaration écrite[4].

En mars 1998, lorsque les médecins ont commencé à faire de l'argent avec le concept des soins individuels, il aurait été impensable d'être aussi direct. A l'époque, un employé de l'Association fédérale des médecins conventionnés avait inventé quelque quatre-vingts services complètement inutiles, dont la visite de votre domicile par un médecin spécialiste en écologie ou le contrôle du bon fonctionnement des poumons chez des personnes en parfaite santé. On y trouve également quelques interventions esthétiques, auxquelles on est libre de se soumettre. En interne, on sait depuis le début que sur le plan médical personne – à part les médecins installés à leur compte – n'a besoin de ces produits. On considère que les soins non remboursés ne sont "pas nécessaires", mais "défendables du point de vue des médecins" – car ils servent à faire augmenter les revenus de ceux qui sont doués pour les affaires. Désormais, les médecins améliorent ainsi leurs fins de mois et cet argent vient s'ajouter aux honoraires qu'ils perçoivent déjà pour de vraies prestations médicales et qui sont financés par les cotisations des assurés.

Certains médecins sont même persuadés que cette douteuse source de revenus est un droit moral. Les médecins sont en effet deux fois plus nombreux, et les revenus d'un grand nombre de cabinets ont baissé. Wolfgang Wittwer, en exercice dans la région du Sauerland, concédait il y a déjà plusieurs années qu'il ne s'agissait pas seulement de médecine, mais du maintien d'"emplois[5]". Un sondage mené auprès de médecins a révélé que 77 % d'entre eux jugent les soins individuels nécessaires, pour des raisons financières – la charité cède la place au commerce. M. Hoppe, le président de la Chambre des médecins allemands, déplore que certains médecins fassent de l'achat de soins individuels par leurs patients la condition de l'application de traitements médicaux absolument nécessaires.

"La médecine n'est pas un commerce", peut-on lire dans l'ordre des médecins – mais qui s'en soucie encore ? Depuis leur invention il y a une petite décennie, c'est toute une industrie qui s'est développée autour des soins individuels. Un médecin qui proposerait ces prestations en disant "ce n'est plus remboursé par l'assurance maladie" ou "les caisses prennent de moins en moins de choses en charge" raconterait des blagues. Car il était clair dès le début que ces propositions parfois louches ne pouvaient pas être à la charge d'un système solidaire, et cela vaut naturellement aussi pour les prestations qui ont été inventées depuis, comme le bain de vapeur sous l'eau, pour 8,74 euros[6]. Les prix sont calculés sur la base des tarifs conventionnés puis multipliés par un facteur en fonction de la complexité du soin. Les médecins sont assez bon commerçants pour ne pas proposer aux patients trop de choses à la fois. "Beaucoup de gens acceptent 40 à 50 euros de soins individuels", conseille le gynécologue Marcel Marquardt à ses collègues. Quand cela dépasse ces sommes, "l'intérêt baisse rapidement[7]".

Ce marché pèse aujourd'hui plusieurs milliards, et des vendeurs de plus en plus nombreux s'y bousculent. Fabricants de matériel médical et hommes d'affaires, laboratoires pharmaceutiques et conseillers commerciaux pressent les médecins de vendre ces produits dans leur cabinet. "Afin de préserver notre indépendance économique", nous devons trouver "de nouvelles sources de revenus", voilà ce qu'on peut lire dans une lettre qu'un médecin du nom de Broichmann envoie à des orthopédistes[8]. Le but est d'amener les destinataires à faire acheter à leurs patients des produits alimentaires et des cosmétiques – contre une commission. Voici ce que promet Broichmann aux orthopédistes : "Vous serez étonnés de voir qu'en à peine quelques mois vous disposerez vous aussi d'intéressants revenus supplémentaires" – ce que ces produits douteux viennent faire dans un cabinet médical, on ne nous l'explique pas vraiment.

L'entreprise Sanorell Pharma, dont le siège est à Bühl, dans le pays de Bade, écrit aux médecins pour leur dire que "la vente active" de soins non remboursés est destinée à “occuper une place importante dans la vie du cabinet médical”, et les invite à un “séminaire sur les soins individuels”. On montrera aux médecins qui y participeront comment ils peuvent “convaincre” leurs patients d’acheter la “prestation individuelle Vitalisation[9]”. Dans une brochure montrant aux médecins comment faire leurs comptes, le laboratoire pharmaceutique Kade/Besins explique quant à lui comment vendre des gels aux hormones à des hommes en bonne santé. “Si ses résultats d’analyses sont dans les normes, on peut proposer au patient un traitement qu’il paiera lui-même[10].”

ASTUCES MARKETING A L’ACCUEIL

Les médecins qui vendent ces produits se trouvent dans une situation délicate, et ce pour quatre raisons. Premièrement, ils entendent soumettre leurs patients à des traitements dont on a vu, après un examen approfondi, qu’ils ne sont pas nécessaires d’un point de vue médical. Les représentants des médecins au sein de la Commission fédérale commune qui statue sur l’utilité des actes médicaux se sont montrés favorables à cette distinction. Deuxièmement, la loi leur interdit – comme à tous les médecins – de faire de la publicité pour leurs prestations (afin, justement, de protéger les citoyens des charlatans). Troisièmement, pour des raisons juridiques, il faut qu’ils parviennent à faire signer aux clients qui viennent dans leur cabinet une déclaration stipulant que c’est le patient lui-même qui a exprimé le souhait d’acquérir un tel produit.

Quatrièmement, si la personne qui vient consulter son médecin est vraiment malade, le médecin doit lui venir en aide sans toucher à son argent. La conséquence est paradoxale : les médecins veulent faire acheter ces produits à des gens dont ils ont attesté la bonne santé.

Dans un cabinet, les rôles sont partagés entre les différents protagonistes, et le patient candide ne se doute de rien. Au cours de réunions régulières, le médecin enseigne à son personnel l'art d'être commerçant. En plus des affiches, des brochures et de la télévision qu'on peut trouver dans la salle d'attente, c'est avant tout aux assistantes médicales qu'il revient d'attiser la demande de soins individuels. Au cours de séminaires (par exemple sur le thème de la "Vente pour les assistantes médicales") et de réunions au cabinet, on leur inculque comment faire pour que le patient ne se rende compte de rien. Ainsi, lorsqu'un patient appelle chez le Dr Graneis à Ostfildern afin de prendre rendez-vous pour une prise de sang, il tombe sur un personnel parfaitement formé. Verena Fietkau, l'assistante, lui propose systématiquement de faire également d'autres analyses, qu'il devra payer de sa poche. De même, à peine un patient a-t-il mis un pied dans le cabinet que Mme Fietkau essaie de lui vendre quelque chose[11].

Tout en prenant la carte d'assuré du patient, le personnel doit "scanner" celui-ci pour voir s'il présente un "fort potentiel", recommande Theresia Wölker, consultante. Les personnes dont c'est le cas "doivent être sollicitées plus souvent, et de manière plus ciblée[12]".

Pour éviter que les assistantes médicales n'aient mauvaise conscience lorsqu'elles persuadent de crédules vieilles dames de recourir à des piqûres de vitamines et autres absurdités, elles sont en général associées aux recettes générées par les soins non remboursés. “Cela contribue fortement à donner l’impression aux patients que la vente de ces produits est une bonne chose, car l’ensemble du personnel affiche le même objectif”, souligne un guide spécialisé[13]. Le chef de Verena Fietkau dans ce cabinet d’Ostfildern, le Dr Rainer Graneis, fait bien comprendre à ses assistantes qu’en vendant des soins individuels elles préservent leur emploi. L’argent gagné avec ces produits paie également l’excursion annuelle du personnel ainsi que des repas au restaurant. D’autres médecins incitent leurs employés à la vente en leur promettant des bons pour aller au cinéma ou pour faire le plein d’essence.

Lorsque, après avoir été travaillé de la sorte, le patient ou la patiente entre dans la salle d’examen, le médecin a bon espoir de voir la discussion arriver sur ces produits ; il n’aura alors plus qu’à réagir. Si les choses ne se passent pas comme prévu, tant pis, il abordera lui-même le délicat sujet. Dans des congrès qui ont lieu régulièrement, on apprend aux médecins comment, de la gestuelle au choix des mots, utiliser au mieux la discussion médecin-patient pour vendre des produits.

Une fois que le patient ou la patiente a consenti à acheter quelque chose, l’intérêt que le médecin lui accorde a vite fait de disparaître. La prestation elle-même est le plus souvent confiée à des machines, aux laboratoires et aux assistantes médicales. Car on propose sciemment des produits qui sollicitent le moins possible le temps de travail du chef et permettent de s’occuper dans son cabinet du plus grand nombre possible de clients en même temps. Voilà qui explique que derrière la moindre porte ou le moindre rideau on trouve une personne en train de recevoir un quelconque traitement.

Derrière l'une de ces petites portes, il pourrait y avoir un adulte assis à une table en train de trier des chiffres de toutes les couleurs avec une assistante, et de répéter des mots qu'elle vient de lui lire. Ce *brain check*, censé contrôler les performances du cerveau, est considéré comme une farce médicale. Si un assuré d'un certain âge allait voir son médecin parce qu'il craint d'être atteint d'un début de démence, le médecin devrait le diagnostiquer – sans lui demander d'argent.

Pour bénéficier de la "thérapie par la lumière", les clients sont alignés comme des oiseaux sur un fil électrique, car c'est bon pour le porte-monnaie du médecin. Le fabricant Davita fait de la publicité pour une cabine extra-large : "Traitez jusqu'à quatre patients en même temps !" Une méthode qui signifierait "une hausse sensible des recettes pour les cabinets médicaux et les cliniques". On conseille de vendre cette douche de lumière aux femmes souffrant du syndrome prémenstruel, une maladie qui, selon l'Agence européenne des médicaments (EMEA), dont le siège se trouve à Londres, n'existe même pas[14]. Les personnes atteintes d'un "trouble affectif saisonnier" sont elles aussi exposées à cette lumière artificielle, à raison de 10 euros la séance. Cette pratique est censée remonter le moral, et remonte en tout cas celui du médecin qui aura bientôt amorti les frais d'achat de sa cabine (2 556,98 euros) et va pouvoir commencer à gagner de l'argent. Là encore : si un médecin devait diagnostiquer une dépression chez un patient, il a le devoir de venir en aide au malade avec un vrai traitement et doit éventuellement l'envoyer chez un psychiatre.

Ces gens à l'air étrange que l'on voit chez le médecin avec un tuyau dans les narines portent ce qu'on appelle des lunettes nasales. Elles permettent aux gens de respirer un air enrichi en oxygène ou d'autres vapeurs originales, pour la modique somme de 15 euros le quart d'heure. A part un trou dans leur porte-monnaie, un éventuel effet placebo et les regards moqueurs des autres patients, les porteurs de ces lunettes nasales n'ont rien à en retirer. Même l'air étouffant d'une salle d'attente contient assez d'oxygène pour que les globules rouges soient suffisamment approvisionnés à chaque inspiration. Les clients qui ont acheté ces prestations peuvent emprunter certains appareils pour les emporter chez eux. Exemple : un appareil portatif de thérapie par champ magnétique peut être fixé à la cheville douloureuse – et voilà les clients des soins individuels en semi-liberté.

ON S'EN REMET A LA TECHNIQUE

Un sondage mené par la caisse d'assurance maladie allemande AOK auprès de trois mille assurés a révélé que, dentistes mis à part, ce sont les gynécologues et les ophtalmologues qui proposent la plupart de ces soins non remboursés. Viennent ensuite les urologues, les orthopédistes et les dermatologues. La meilleure vente étant la prise de la tension oculaire[15]. Le succès qu'a connu cette prestation est dû à une campagne qui jouait avec les peurs des gens. Il s'agit de l'opération "Glaucome" menée par les ophtalmologues. Cette maladie est due à une tension oculaire anormalement élevée, qui provoque des lésions durables de l'œil. Les médecins siégeant dans la Commission fédérale correspondante ont permis le remboursement de cette prestation lorsqu'on a des raisons de croire que le patient est atteint. Les ophtalmologues qui vendent ces soins individuels, eux, entendaient soumettre tous les patients à cet examen.

Pour ce faire, ils ont mis sous le nez de leurs patients, dont beaucoup ne venaient que pour un examen de la vue, un formulaire tout à fait effrayant :

"J'ai pris connaissance de la note informative au verso concernant le dépistage précoce du glaucome et on m'a signalé le fait que même en l'absence de symptômes un examen de dépistage précoce est recommandé à tout âge et s'impose d'un point de vue médical chez les patients de plus de quarante ans, car un glaucome qui n'est pas dépisté à temps provoque des lésions durables du nerf optique et peut entraîner une cécité."

Les patients qui ne s'étaient pas laissé décider étaient obligés de signer une déclaration attestant qu'ils ne voulaient pas acheter cette prestation. Il a fallu des plaintes de patients indignés et d'associations de défense des consommateurs, ainsi que les protestations de l'opinion publique, pour que cette campagne soit abandonnée[16].

Les gynécologues sont soumis à des critiques semblables, car ces pratiques sont très répandues dans leur branche. La mesure de la densité osseuse est un produit particulièrement lucratif car on peut le proposer à toutes les femmes à partir d'un certain âge (voir p. 109). Claudia Schumann, elle-même gynécologue, a évalué les prestations les plus courantes[17] :

Mme Schumann juge "inutile" le bilan hormonal. A la ménopause, la production d'hormones dans les ovaires diminue. Ce processus tout à fait normal, on peut certes le mesurer, mais la question se pose de savoir à quoi cela sert. Car la baisse du taux hormonal ne permet pas de dire quoi que ce soit sur l'état de santé d'une femme et ne constitue nullement une maladie, c'est l'expression naturelle d'une phase de la vie. Dans les faits, de moins en moins de femmes se font prescrire des œstrogènes de synthèse. Une série d'études ont montré qu'un traitement hormonal de substitution ne sert à rien, et qu'au contraire il *augmente* les risques de cancer du sein, d'infarctus ou d'accident vasculaire cérébral. Aux Etats-Unis, la grande étude Women's Health Initiative a même été interrompue afin de préserver la santé des femmes qui devaient avaler ces hormones. L'Institut fédéral des médicaments et des produits médicaux, à Bonn, a par deux fois restreint son approbation du traitement hormonal de substitution, ne recommandant plus que la dose la plus faible possible "pour une thérapie aussi brève que possible[18]". Certains gynécologues persévèrent, ne comprenant pas l'émoi que déclenche ce traitement. Lors d'un congrès à Wiesbaden, le gynécologue bernois Martin Birkhäuser a ainsi déclaré que les risques qui pouvaient être liés à un traitement hormonal de substitution n'étaient pas aussi graves qu'on le disait. Pour illustrer son propos, ce professeur, le plus sérieusement du monde, a comparé ce traitement à la cigarette, affirmant que le risque de cancer lié à la prise d'hormones de synthèse était bien plus faible que le risque lié à la consommation de tabac[19].

Autre produit du catalogue gynécologique : les ultrasons abdominaux, pour le dépistage précoce d'éventuelles tumeurs cancéreuses. Selon Mme Schumann, il n'est toutefois nullement prouvé qu'un examen de contrôle par ultrasons (entre 30 et 80 euros) apporte davantage que l'examen manuel classique. La propagande des médecins en faveur de l'appareil à ultrasons ne s'explique peut-être pas seulement par des raisons financières – peut-être que certains d'entre eux ne sont plus capables d'effectuer cet examen médical sans une aide technique.

Pour le dépistage précoce du cancer du sein, les gynécologues adeptes des soins individuels proposent systématiquement, à des femmes jeunes, un examen par ultrasons ou une mammographie (rayons X). Or les représentants de la profession ne jugent une mammographie appropriée qu'à partir de cinquante ans, ce qui est d'ailleurs pris en charge par les caisses d'assurance maladie. Même si l'utilité du programme de dépistage précoce mené dans tout le pays est discutée (voir p. 123).

FARCES DE LA MÉDECINE OFFICIELLE

Les médecins dénigrent en général les méthodes des médecines parallèles et les gens qui y ont recours. Les choses sont bien différentes quand on se place sous le signe d'une médecine à la charge des patients. A la recherche de nouvelles sources de revenus, les médecins se mettent à faire la propagande de procédés rejetés encore il y a peu parce que non vérifiables sur le plan scientifique. Il reste tout de même une différence entre ces médecins et ceux qui pratiquent les médecines parallèles : ces derniers se concentrent davantage sur les êtres humains, alors que les docteurs commerçants misent plutôt sur la technique et les machines.

Certains tenants de la médecine officielle nous racontent depuis peu des histoires miraculeuses concernant l'autohémothérapie. Le patient paie, on lui prélève du sang sur une veine et on l'expose à des rayons lumineux ou on l'enrichit en oxygène avant de le lui réinjecter dans le corps. On considère que ce traitement est indiqué pour soigner des troubles de la circulation sanguine ou des infections de toutes sortes.

Dans la "thérapie par oxydation hématogène", le sang est émulsifié avec de l'oxygène, puis irradié avec des rayons UV. Ensuite, le liquide est réinjecté dans une veine ou, simplement, dans un muscle. L'"irradiation du sang avec des rayons UV" n'est pas bien différente, à ceci près qu'on renonce ici à émulsifier le sang avec de l'oxygène. La troisième thérapie de ce genre s'intitule "thérapie à l'ozone", et elle se décline à son tour en plusieurs variantes : pour ce qu'on appelle la grande autohémothérapie, on prélève cinquante à cent millilitres de sang, que l'on enrichit en ozone, connu pour ses propriétés oxydantes et blanchissantes. Réinjecté dans le corps, ce sang ravigoté en éprouvette est censé activer le métabolisme cellulaire. On prétend que la tolérance de ces méthodes est extraordinairement bonne : les effets secondaires seraient quasi inexistants, et elles n'agiraient que sur ce qui ne fonctionne pas bien. Alors, tour de passe-passe ou thérapie ?

La Commission fédérale commune des caisses d'assurance maladie et des médecins s'est longuement penchée sur la question[20]. En dépit de recherches poussées, elle n'a trouvé aucune preuve de l'efficacité de cette méthode. La qualité des études qui avaient déjà été menées laissait à désirer, et elles n'avaient même pas réussi à montrer un effet positif ; cela faisait dix ans qu'on n'avait plus rien publié sur le sujet. En outre, on n'avait jamais étudié de façon systématique les effets secondaires de ces autohémothérapies que l'on appréciait tant depuis peu. Toutefois, selon Barbara Burkhardt, médecin-conseil auprès des caisses d'assurance maladie, on a eu connaissance de plusieurs cas de patients ayant contracté un virus hépatique à la suite d'un de ces traitements.

Les conséquences de cette médecine commerciale vont très loin. Parce que c'est plus rentable, les prestations sont le plus souvent effectuées par des machines. Ce commerce avec l'argent des patients va donc dans le sens d'une évolution désagréable de la médecine, qui devient une discipline de plus en plus technicisée. Une personne complètement abattue qui se rend chez son médecin par une triste journée de novembre ne tombera pas sur une oreille attentive, non, elle sera placée devant une lumière artificielle dans une pièce isolée.

Ces cabinets ne se contentent pas de soulager le porte-monnaie de patients innocents sous couvert de médecine officielle – ils mettent également à contribution le système de santé solidaire. Prenons l'exemple de la vente ciblée de gels à la testostérone à des hommes en bonne santé : lorsqu'un médecin vend cette préparation comme une prestation non remboursée à un homme dont le taux hormonal est normal, il en fait un patient à risque. Cette augmentation artificielle du taux de testostérone peut en effet provoquer l'évolution maligne d'un cancer de la prostate latent. Pour cette raison, toute personne prenant de la testostérone doit aller voir un urologue plusieurs fois par an. Celui-ci, en passant par l'anus, tâte la glande avec son index pour voir si elle a grossi. Cet examen, que les urologues de Hambourg ne sont pas les seuls à appeler le "petit tour du port en bateau", est financé par le système solidaire.

Mais il y a plus grave : la perte de confiance entre un médecin qui se livre à ces pratiques et les gens qui se sont innocemment adressés à lui. Lorsque tout le personnel d'un cabinet médical a été formé pour proposer des produits non remboursés, lorsque les assistantes médicales sont directement associées aux recettes, les patients ne peuvent plus être sûrs de l'intégrité des conseils du médecin. Les agissements de certains médecins préoccupent en ce moment les associations de défense des consommateurs. Prenons l'exemple du dépistage précoce du cancer de la prostate grâce au "test PSA" : par souci d'honnêteté – et sans doute aussi par respect de l'éthique médicale –, un médecin devrait attirer l'attention de tout homme à qui il essaie de vendre ce test sur le fait que ce procédé est controversé et qu'il a été rejeté par des experts tout à fait sérieux (voir p. 131).

Mais, dans les cabinets médicaux, la médecine devient un commerce, et donc un sujet d'étude pour la Stiftung Warentest, l'Institut allemand de la consommation. Celui-ci a envoyé des employés de sexe masculin chez vingt urologues berlinois, auprès de qui ils ont demandé des informations sur le test

PSA. Parmi ces faux patients, six seulement ont obtenu des informations nuancées. Dans les quatorze autres cas, les informations données par les médecins ont été jugées “passables” ou “insuffisantes” : les praticiens ne répondaient donc pas aux exigences de leur propre spécialité[21]. Cet échantillon livré par les employés de la fondation nous autorise à craindre que certains médecins ne soient plus proches des fabricants de matériel médical et des représentants des laboratoires pharmaceutiques que de leurs propres patients. Erni Balluf, médecin généraliste à Francfort-sur-le-Main, observe avec étonnement ce changement de rôle chez de nombreux collègues. Le médecin devrait être l'avocat de son patient. Pour le Dr Balluf, son devoir de médecin, c'est bien de “sortir de la tête” de son patient “les idées absurdes qui représentent un danger pour lui ou pour son porte-monnaie. Je trouve inacceptable que des médecins proposent activement des produits et se transforment en commerçants[22].”

Il est enfin intéressant de voir que les médecins répartissent leurs bienfaits non remboursés en fonction de considérations sociales. Parmi les gens qui ont des revenus modestes, seul un patient sur cinq s'est vu proposer un tel produit, comme l'a révélé l'étude menée par l'AOK. Dans les couches plus aisées de la population, un patient sur trois était concerné. Quant aux assurés de plus de soixante-cinq ans, c'est à eux que l'on a proposé le moins de choses. Bizarre : si cette médecine à base de prestations non remboursées est si efficace, pourquoi les personnes âgées et les pauvres sont-ils les derniers à en bénéficier, alors qu'on sait bien que ce sont eux qui ont le plus grand besoin d'aide médicale ?

V

AU PAYS DES AVALEURS DE PILULES

LE MARCHÉ DES PRODUITS PHARMACEUTIQUES ENGLOUTIT DES MILLIARDS

Lorsque le pharmacologue néerlandais Paul Persijn se rend dans les pharmacies allemandes, il va d'étonnement en étonnement. Un monde fait de boîtes, de tubes et de flacons s'ouvre à lui, et Persijn ne connaît rien de semblable chez lui. En Hollande, seuls 60 % des gens sortent de chez leur médecin avec une ordonnance, en Allemagne ce chiffre se situe entre 80 et 95 %.

L'Organisation mondiale de la santé (OMS) considère à peine trois cent vingt-cinq principes actifs différents comme indispensables ; ils permettent selon elle de soigner avec fiabilité et presque sans risque plus de 90 % des maladies pour lesquelles il existe un traitement[1]. En Allemagne pourtant, on trouve cinquante mille médicaments sur le marché – plus que dans tout autre Etat européen. Depuis 1950, la consommation par tête a été multipliée par plus de vingt, le coût annuel des médicaments dépasse aujourd'hui les 21 milliards d'euros.

En moyenne, un Allemand prend au moins une fois par jour un médicament prescrit par son médecin, cette consommation augmentant avec l'âge. Les plus de soixante ans représentent 22 % de la population, mais ils consomment 54 % des médicaments. Dans certains cas, les personnes âgées sont soignées avec une soixantaine de substances différentes en même temps[2]. Les médecins appellent cela "polypragmasie" : il s'agit de la prescription complètement désorganisée d'une multitude de médicaments. La polypragmasie coûte cher et, pour le patient, elle est plus nuisible qu'utile[3].

Avons-nous besoin du regard d'une personne extérieure au système pour voir le grotesque de cette situation ? Pour Persijn, le fait que les avaleurs de pilules allemands s'enthousiasment pour les produits les plus absurdes est "uniquement possible parce qu'on confère au médecin et au pharmacien une autorité morale, ce qui rend influençables les gens qui n'y connaissent rien".

Pour le Dr Persijn, une des sources de cette manipulation est l'*Apotheken Rundschau*, un magazine d'aspect tout à fait professionnel. Il est rempli de conseils thérapeutiques et d'annonces, est en libre-service dans les pharmacies allemandes et c'est la première publication lue par les femmes d'un certain âge. Persijn y a trouvé toutes sortes d'affirmations ("Une guérison naturelle grâce à la résonance magnétique") scientifiquement absurdes. Comme il le dit lui-même : "Je n'arrive pas à comprendre que des gens qui ont une formation universitaire – et qui ont donc l'habitude d'émettre une pensée et un jugement scientifiques – puissent participer à la rédaction de ce magazine."

Avec sa conception morale et quelque peu naïve des choses, l'expert néerlandais part du principe que les pharmaciens d'Allemagne donnent des conseils honnêtes et intègres, mettent les publicités ineptes à la poubelle et protègent leur chère clientèle des pilules et procédures inutiles. Quelle n'est pas sa surprise lorsqu'il apprend que l'*Apotheken Rundschau* est sponsorisé par des pharmacies allemandes !

Le coup d'éclat du pharmacien hessois Gregor Huesmann, il y a dix ans, a plutôt été l'exception. Il avait désigné sur une affiche placée dans sa vitrine les "préparations les plus nulles du mois, qu'on ne vous recommande vraiment pas". La règle, en revanche, est plutôt la suivante : les études qu'ils ont faites n'empêchent pas les pharmaciens de vendre derrière leur comptoir les remèdes les plus bizarres.

Dans les pharmacies allemandes, on fait ainsi une publicité insistante pour des préparations à base de magnésium. Ces produits sont censés chasser les crampes et vous faire déborder de vitalité. Or les crampes musculaires ont de nombreuses autres causes ; elles sont par exemple plus souvent dues à une carence en calcium qu'à une carence en magnésium. Cette dernière intervient principalement en relation avec une diarrhée persistante, un dysfonctionnement pathologique des reins, un alcoolisme ou d'autres maladies. Cela fait longtemps que les personnes concernées, avec de tels symptômes, sont sous traitement médical ; les préparations à base de magnésium seules ne parviendraient pas à leur redonner une vitalité débordante. Quant aux personnes en bonne santé, ces produits ne leur apportent rien non plus, parce que le magnésium est réabsorbé par les reins et qu'une nourriture équilibrée leur en apporte assez. Certains pharmaciens n'en ont cure : ils refilent leurs préparations à base de magnésium sans aucun diagnostic et en se servant de messages publicitaires scientifiquement ineptes, qui trompent volontairement les clients.

Selon Jürgen Frölich, pharmacologue clinicien, le nombre des décès provoqués par des médicaments en Allemagne est bien plus élevé que ce qu'on croyait jusqu'alors. Le professeur s'appuie sur une étude unique en son genre : sur une durée de deux ans, on a fait une prise de sang à presque tous les patients (13 992 en tout) admis dans un service de médecine interne d'un grand hôpital généraliste et on a analysé ce sang pour voir quelles substances médicamenteuses il contenait. Le participant moyen à cette étude était âgé de soixante-douze ans et on lui donnait, à l'hôpital, neuf médicaments différents. 732 participants sont décédés pendant l'étude ; le sang de ces personnes a été analysé une nouvelle fois pour y déceler la présence de substances pharmacologiques. Près de 80 % de ces personnes ont été autopsiées.

Résultat : 133 des 732 patients décédés ont été victimes d'un "accident iatrogène médicamenteux". Si on rapporte ce chiffre au nombre total des patients dans ce service, cela correspond à 0,95 %. Dans 69 cas, on a estimé que les substances pharmacologiques avaient causé la mort indirectement ; 64 personnes, en revanche, ont été directement tuées par des prescriptions médicamenteuses erronées ou superflues. La grande majorité des médecins n'étaient pas conscients des conséquences fatales de leurs actes. Pour 94 % des décès, les médecins traitants ne se sont rendu compte de leur rôle tragique qu'une fois les résultats des analyses de sang et des autopsies connus : c'étaient bien eux, avec les médicaments qu'ils avaient prescrits, qui avaient fait passer leurs patients de vie à trépas.

Si l'on fait une estimation pour toute l'Allemagne, cela signifie que, parmi les 6 millions de personnes qui consultent chaque année un service de médecine interne, près de 57 000 décèdent à cause d'une médication erronée[4]. Ce nombre élevé de décès est particulièrement tragique quand on sait que, utilisés à bon escient, les médicaments sont un véritable trésor thérapeutique. "Si le savoir dont on dispose en matière de pharmacologie clinique avait été employé, affirme le professeur Jürgen Frölich, on aurait pu éviter la moitié des décès."

L'Echinacea, une autre spécialité des apothicaires allemands, est un produit sans effet pharmacologique. Ce produit coûteux est vendu en "prévention de la grippe", mais on n'a jamais pu faire la preuve de l'efficacité de ce mélange à base d'alcool fort et de plantes. En réalité, les désagréments provoqués par un rhume disparaissent tout seuls au bout de quelques jours. Le bon vieux sirop pour la toux, lui non plus, ne tient pas ses promesses. Les patients de Knut Schroeder et Tom Fahey, médecins de l'université de Bristol en Angleterre, leur demandaient souvent lequel de tous les sirops existants était le meilleur. Ces questions ont été le point de départ d'une recherche bibliographique approfondie.

Schroeder et Fahey ont trouvé plus de trois cents publications consacrées au sirop pour la toux. La majeure partie de ces articles, cependant, se contentait de se référer à des tests réalisés en laboratoire, sans dire quelle substance était la plus efficace. Seules quinze études avaient été réalisées auprès de personnes enrhumées et se plaignant de toux pour leur faire tester les différents produits. Aucune de ces études cliniques n'a pu prouver que le sirop pour la toux était efficace. Quand on tousse, le mieux que l'on puisse faire, c'est de suivre le vieux conseil qui consiste à beaucoup boire[5].

Lorsqu'on a du mal à prouver l'efficacité d'un produit, on se sert d'autres astuces pour le vendre. Il vaut mieux être méfiant quand un fabricant évoque un effet "qui s'appuie sur une longue expérience" ou parle d'un produit "traditionnellement utilisé". Cela fait bonne impression au profane, mais peut signifier aussi que cela fait des décennies que ce fabricant s'enrichit sur le dos des gens en leur vendant des produits sans le moindre effet pharmacologique. Les Africains croient en la vertu curative de l'extrait de vautour, les Asiatiques, pour augmenter la virilité, ne jurent que par la poudre de corne de rhinocéros – dans les deux cas, on s'appuie sur une longue tradition. S'il en est ainsi, réfléchit Persijn, "il serait logique que les pharmaciens allemands vendent ces remèdes-là aussi". On ne peut pas dire qu'on en soit très loin : sous couvert de "traitement particulier", voici deux exemples des médicaments que l'on peut désormais prescrire : les testicules du porc ou l'anus de la vache.

Les patients potentiels ne sont pas les seuls à recevoir des informations erronées sur l'utilité d'un médicament : ce problème concerne également les médecins installés. Avec des collègues, Peter Sawicki, spécialiste de médecine interne à Cologne, a étudié en tout 293 brochures pharmaceutiques qui, en l'espace d'un mois, avaient été envoyées à des cabinets de médecine générale et interne de la région de Rhénanie-du-Nord. Ils ont commencé par regarder si les affirmations contenues dans les brochures étaient étayées par des indications bibliographiques. Puis ils se sont procuré les documents sources et ont vérifié si leur contenu correspondait aux affirmations des laboratoires. Le groupe de Sawicki a mis au jour une désinformation systématique. Parmi les 520 affirmations relevées, 218 se référaient à une source, mais dans 41 cas seulement (8 %) les affirmations pouvaient effectivement être déduites des articles cités. Pour l'essentiel, les auteurs de ces publicités pharmaceutiques se servaient de trois trucs : ils donnaient une fausse interprétation du contenu de leurs sources ; passaient sous silence des résultats importants, concernant par exemple des effets secondaires ; enfin, ils inventaient des affirmations qu'on ne trouvait nulle part dans les travaux cités[6].

Le Rapport annuel sur les prescriptions médicales de 2004 nous révèle qu'en Allemagne on pourrait économiser au moins 4,5 milliards d'euros sur les 21 milliards que coûtent les médicaments chaque année[7]. On consacre des sommes folles à rembourser des médicaments dont l'efficacité est très contestée. Il y a déjà plusieurs années, l'Institut de la consommation allemand critiquait le fait que près d'un quart des médicaments souvent prescrits n'étaient "guère adaptés".

Dans d'autres cas, au lieu d'un médicament coûteux, on aurait pu prescrire un générique, beaucoup moins cher et tout aussi efficace et sûr. Mais il est vrai qu'en Allemagne les pharmaciens ne sont plus obligés de donner au patient exactement le produit qui est indiqué sur l'ordonnance du médecin. Selon la règle *aut idem* ("ou une chose comparable" en latin), il est tenu de chercher une préparation qui contienne le même principe actif mais soit moins onéreuse.

Or cette règle sensée est souvent contournée. Avec un désintéressement apparent, les laboratoires pharmaceutiques offrent aux médecins certains logiciels qui gèrent les dossiers des patients et permettent de rédiger les factures et les ordonnances – dans l'intérêt des laboratoires. Car si le docteur inscrit un principe actif sur son ordonnance électronique, l'ordinateur choisit aussitôt un produit vendu par le sponsor du programme. Et une fois qu'un nom de médicament figure sur une ordonnance il y a de fortes chances pour que le pharmacien donne effectivement ce médicament au patient.

Autres pratiques coûteuses : ce qu'on appelle les fausses innovations. Ce phénomène intervient lorsque des chercheurs en pharmacologie se contentent d'imiter une molécule concurrente déjà établie. Une modification chimique minime du principe actif ne rend certes pas le produit vraiment plus efficace, mais elle peut déjà suffire à déposer un brevet et à mettre sur le marché, à un prix monopolistique très élevé, une préparation-me-too ("moi aussi"). Pour les statines, dont le but thérapeutique est de protéger les vaisseaux sanguins, cette stratégie a parfaitement fonctionné. On a déjà compté pas moins de neuf variantes de statines brevetées. Elles ont rapporté des milliards à leurs ingénieux concepteurs.

Chaque année, on estime que 29 000 tonnes de médicaments (plus 2 320 tonnes de médicaments pour animaux) sont vendues en Allemagne. Ce cocktail médicamenteux se retrouve dans les eaux épurées puis revient au consommateur par le biais de l'eau potable. Pour Andreas Troge, président du Bureau fédéral de l'environnement, il faut bien que "tout cela se retrouve quelque part[8]".

DES PILULES VOUÉES A L'OUBLI

Le dépliant du laboratoire pharmaceutique ne promet pas la guérison, mais un sursis. "Aricept permet de retarder de près de deux ans un placement en maison de retraite", écrivent les laboratoires Eisai et Pfizer sur ce médicament visant à lutter contre la maladie d'Alzheimer, qu'ils commercialisent ensemble.

Les patients atteints de démence – si tant est qu'ils ont encore des moments de lucidité – et leurs proches croient à ce message. Dans une Allemagne vieillissante, les chiffres de vente de l'Aricept, ainsi que de deux produits concurrents, augmentent d'année en année.

Pourtant, une étude du centre hospitalier universitaire de Hambourg-Eppendorf en est arrivée à la conclusion que l'efficacité clinique de ces pilules est quasi nulle, et qu'on peut tranquillement oublier de les prendre.

“Je ne donnerais pas ces médicaments à ma grand-mère”, affirme Thomas Zimmermann, du service de médecine générale du CHU. Et son collègue Hans-Peter Beck-Bornholdt d’ajouter : “Je ne vois aucune preuve de l’utilité de ces médicaments. En revanche, il ne fait aucun doute qu’ils ont des effets secondaires. Je n’avalerais donc pas ces pilules[9].”

Outre l’Aricept (dont le principe actif est le donépézil), il s’agit de l’Exelon (rivastigmine) et du Réminyl (galantamine). Ces médicaments sont censés ralentir la dégénérescence des facultés mentales. Le coût par patient d’une ration quotidienne de ces anticholinestérasiques oscille, en fonction de la dose prescrite, entre 2,98 et 3,95 euros ; en 2002, les caisses d’assurance maladie ont dépensé 70 millions d’euros pour rembourser ces médicaments.

Thomas Zimmermann pose un paquet de feuilles sur la table – la photocopie des vingt études les plus importantes consacrées aux anticholinestérasiques. Leurs auteurs et les laboratoires impliqués sont d’avis qu’elles satisfont aux exigences de la science. Chacun de son côté, les quatre chercheurs de Hambourg ont analysé les publications des laboratoires. Ils constituent l’un des quatorze groupes les plus importants d’un réseau national de lutte contre la démence subventionné par le ministère fédéral de la Formation et de la Recherche.

Le premier résultat auxquels sont arrivés les experts, c’est que les patients souffrant de la maladie d’Alzheimer qui avaient pris ces médicaments obtenaient certes, comme le montraient les études, de meilleurs résultats aux tests cognitifs que les patients qui avaient pris des placebos. Cependant, sur une échelle de 0 (“en bonne santé”) à 70 (“dément”), il n'y avait que 1,4 à 3,9 points de différence. Ces faibles variations sont négligeables ; selon une commission de l'Agence américaine de sécurité sanitaire des produits de santé, la FDA, seule une différence de 4 points et plus dénote une efficacité clinique.

Le groupe de chercheurs de Zimmermann et Beck-Bornholdt estime en outre avoir rencontré toute une série d'incohérences remettant en question le modeste effet des médicaments. "Toutes ces études contiennent de nombreuses lacunes de méthode qui viennent sérieusement hypothéquer la validité des résultats", constatent-ils. Selon eux, ces chercheurs en pharmacologie ont commis toute une série de négligences[10] :

- L'embellissement des résultats : de nombreux patients ont abandonné l'étude en cours de route – à cause des effets secondaires par exemple, ou parce qu'ils ont déménagé, sont tombés malades ou décédés. On n'a pas hésité à inclure dans l'exploitation finale des résultats leurs symptômes de l'alzheimer, alors qu'ils étaient encore relativement légers à ce moment-là. Ce faisant, on dissimule le fait que la maladie d'Alzheimer ne peut qu'empirer avec le temps et que le degré de confusion de ces personnes aurait été bien plus grave à la fin de la durée prévue.
- L'omission volontaire de données : l'une des études devait ainsi s'étaler sur une durée de cinquante-quatre semaines. Un graphique montre qu'après quarante-huit semaines les patients qui ont avalé les médicaments vont effectivement un peu mieux que ceux du groupe témoin ; en revanche, on ne trouve nulle part les résultats à observer au bout des cinquante-quatre semaines.

Les chiffres auraient-ils été passés sous silence parce que l'effet des médicaments avait déjà disparu au bout de cinquante-quatre semaines ?

- La déformation des conclusions de l'étude : dans une étude subventionnée par l'industrie, on peut lire qu'on n'a trouvé "aucune différence significative sur le plan statistique ou clinique" entre les médicaments et les placebos. On trouve pourtant l'affirmation suivante dans la conclusion : l'étude "encourage le recours au donépézil chez les patients souffrant de la maladie d'Alzheimer qui vivent en maison de retraite médicalisée".

Le jugement des médecins de Hambourg est clair : "En conclusion, on constate qu'au vu des données dont on dispose le recours au donépézil, à la rivastigmine et à la galantamine n'est nullement justifié d'un point de vue scientifique."

La critique de ces chercheurs est loin d'être une position isolée. Avant eux, des experts participant à une conférence sur la maladie d'Alzheimer à l'université John Hopkins de Baltimore (Etats-Unis) avaient déjà fait preuve d'une réserve inhabituelle concernant ces substances. Le gériatre Thomas Finucane, au vu de leur efficacité minimale, a ainsi jugé inapproprié l'emploi de ces coûteux médicaments : "En une minute, vous pouvez énumérer onze fruits au lieu de dix, a-t-il déclaré à une journaliste du *New York Times*. Est-ce que ça vaut 120 dollars par mois ?"

La mémantine, qui appartient à une autre catégorie de substances, est elle aussi critiquée. Selon Jörg Hasford, professeur d'épidémiologie de l'université de Munich, si on la compare aux anticholinestérasiques, "les données dont on dispose montrent que l'efficacité sur des patients atteints de démence est tout aussi faible, et pourtant on fait à la mémantine beaucoup de publicité en Allemagne, et on la prescrit souvent[11]".

C'est en juin 2004 que l'on a entendu la critique la plus importante concernant les médicaments anti-alzheimer, et elle était dirigée contre un anticholinestérasique. Il s'agit de la publication, dans la revue *The Lancet*, de la première étude indépendante consacrée à l'Aricept : 565 personnes atteintes d'un stade précoce de la maladie d'Alzheimer avaient été réparties en deux groupes. Les unes recevaient une dose quotidienne d'Aricept, les autres avalaient chaque jour des placebos[12].

Au bout de trois ans, les auteurs de cette étude étaient d'avis que cette préparation n'avait rien apporté de significatif aux patients. Le placement en maison de retraite n'avait pas été retardé, le quotidien n'était pas plus facile. Le personnel soignant n'avait pas moins de travail. "Si l'on veut venir en aide aux patients atteints de la maladie d'Alzheimer, déclare Richard Gray, un médecin de l'université de Birmingham qui a participé à cette étude, au lieu d'acheter ces médicaments, on ferait mieux d'engager plus de personnel soignant et de médecins". Les fabricants concernés, quant à eux, mettent en doute la validité de cette étude.

Les résultats obtenus en Angleterre et à Hambourg soulèvent la question de savoir pourquoi on a autorisé la mise sur le marché des anticholinestérasiques. Ces substances laissent certes une trace biochimique dans le cerveau. Elles inhibent certaines protéines au niveau des synapses, augmentant ainsi la concentration d'un neurotransmetteur du nom d'acétylcholine. Mais elles ont d'indiscutables et nombreux effets secondaires, comme la diarrhée, les nausées ou encore le collapsus cardiovasculaire.

Dans les études cliniques, les fabricants sont parvenus à établir un lien entre cette modification de la chimie du cerveau et un effet mesurable. Les personnes qui avaient avalé ces pilules obtenaient statistiquement, à certains tests de mémoire, des résultats "nettement meilleurs" que les personnes du groupe témoin.

Cela peut n'être d'aucune aide à une personne démente pour vivre au quotidien. Mais pour les laboratoires ce succès statistique peut suffire à les autoriser à commercialiser leur produit – c'est tout l'art de la recherche pharmaceutique d'aujourd'hui.

Et l'Institut fédéral des produits pharmaceutiques et médicaux, qui siège à Bonn, a effectivement autorisé ces trois médicaments censés lutter contre la maladie d'Alzheimer. Pour prendre cette décision lourde de conséquences, les experts n'ont eu "qu'une seule possibilité, celle d'examiner les dossiers de l'industrie", affirme Karl Broich, le responsable de cette commission – à cette époque, il n'y avait pas encore eu d'étude indépendante sur le sujet.

Mais ces données industrielles n'avaient pas particulièrement enthousiasmé les fonctionnaires de l'Institut, qui ne semblent aujourd'hui plus très convaincus de leur vote favorable. Et l'Institut d'affirmer qu'"on se pose souvent la question de savoir si des améliorations significatives d'un point de vue statistique sont aussi pertinentes sur le plan clinique. Car les améliorations observées dans ces cas ne sont pas très marquées[13]."

Des experts britanniques ayant examiné de nouvelles études sur la maladie d'Alzheimer et des dossiers de laboratoires sont encore moins convaincus. Dans un nouveau projet de directive, le National Institute for Clinical Excellence de Londres recommande l'arrêt du remboursement du donépézil, de la rivastigmine, de la galantamine et de la mémantine par le système de santé britannique. Selon cet institut, on ne dispose pas d'indications suffisantes prouvant que ces substances ont une influence positive sur la qualité de vie des patients ou le moment du placement en maison de retraite[14]. Quant à leurs collègues de l'agence néerlandaise de sécurité sanitaire pour les produits pharmaceutiques, sceptiques dès le début, ils n'ont autorisé ni l'Aricept ni le Réminyl.

OSTÉOPOROSE

L'un des soins non remboursés les plus fréquents chez les gynécologues est la mesure de la densité osseuse, à laquelle on invite toutes les femmes à se soumettre à partir d'un certain âge. Car toutes les femmes (et tous les hommes) voient leur densité osseuse diminuer au cours de leur vie – c'est une des expressions du processus de vieillissement. Chez certaines personnes, et en particulier chez les femmes d'un certain âge, les os deviennent si fragiles qu'en cas de chute ils se brisent très facilement : cette maladie grave a pour nom l'ostéoporose.

De là à vouloir repérer, par leur densité osseuse, les femmes qui *pourraient* être victimes d'une fracture, il n'y a qu'un pas. Les fabricants de matériel médical et les laboratoires ont ainsi mis sur le marché des examens par ultrasons et des analyses biologiques.

Le plus fréquent de ces examens est la mesure par rayons X. Plus les os sont denses, plus les rayons sont atténués. On compare les résultats obtenus à la densité osseuse d'une personne jeune et en bonne santé. On constate par conséquent, dans la quasi-totalité des cas, une densité osseuse réduite chez la personne âgée, tout simplement parce que cette modification est un des signes du vieillissement.

Jusqu'à quel point cette diminution de la densité osseuse est-elle normale ? A partir de quelles valeurs le processus de vieillissement des os peut-il être considéré comme une maladie ? En 1993, la Rorer Foundation et les laboratoires SmithKlineBeecham et Sandoz Pharmaceuticals ont subventionné la réunion d'une commission de l'Organisation mondiale de la santé (OMS), au cours de laquelle on a répondu à cette question[15]. On y a défini des valeurs limites qui ont élargi le tableau clinique de l'ostéoporose au point d'en faire une maladie très répandue. D'après ces valeurs, l'ostéoporose est avérée lorsque la masse osseuse se situe de 20 à 35 % en deçà de la norme – ou présente, par rapport à cette norme, plus de 2,5 déviations standard (DS). Cette définition élaborée par l'OMS en 1993 a ainsi transformé des tranches entières de la population en patients. Depuis lors, 31 % des femmes âgées de soixante-dix à soixante-dix-neuf ans, et 36 % des femmes de plus de quatre-vingts ans souffrent d'ostéoporose. Même les déviations plus faibles de la densité osseuse ont été stigmatisées : une valeur inférieure à la norme de 1 à 2,5 DS est considérée comme un cas d'"ostéopénie" – sorte d'antichambre de l'ostéoporose.

L'invention de valeurs limites est un excellent moyen pour transformer les gens en patients et créer de toutes pièces un nouveau marché pour certains médicaments.

Le principe actif le plus vendu dans le monde pour lutter contre l'ostéoporose est l'alendronate (2,3 milliards de dollars de chiffre d'affaires en 2004). Il est stocké dans les os, ce qui est censé augmenter la densité osseuse. Des essais cliniques laissent entendre que le risque relatif de fracture peut être réduit. Pour une étude, des femmes âgées de soixante-huit ans en moyenne et présentant une valeur de DS inférieure de 2,5 ou moins à la norme ont pris ce médicament pendant quatre ans. Comparée au groupe témoin, qui n'avait rien pris, leur probabilité d'avoir une fracture de la hanche était inférieure de 56 %[16].

"Voilà qui semble être une très bonne nouvelle pour les femmes atteintes d'ostéoporose", a déclaré John Abramson, médecin et auteur américain. Une question le taraudait cependant : "Combien de fractures de la hanche ont vraiment été évitées ?" Les dames d'un certain âge qui ne prenaient pas de médicaments avaient 99,5 % de chances de passer l'année sans fracture de la hanche. Pour les dames à qui on avait donné de l'alendronate, la probabilité était de 99,8 %. Autrement dit : la prise quotidienne du médicament faisait passer le risque de fracture de 0,5 à 0,3 %. Un résultat modeste qui, grâce aux recettes de la statistique, avait été exprimé comme une baisse de 56 % du risque relatif[17].

Abramson dresse le tableau de l'utilité de ce médicament dans la vraie vie : il faudrait que 81 femmes dont la densité osseuse est réduite prennent ce médicament pendant 4,2 ans, sans interruption (ce qui représente un coût de 300 000 dollars) pour qu'une seule fracture de la hanche soit évitée. En outre, cet effet chèrement payé pourrait bien disparaître avec le temps. Une étude d'une durée de dix ans portant sur cette substance a certes montré que la densité osseuse des patients augmentait. Mais elle n'a pu apporter la preuve qu'une prise d'alendronate à long terme réduisait le risque de fracture – ce qui constituait bien le but de ce traitement[18].

Les laboratoires pharmaceutiques vendent sciemment leurs médicaments aux femmes qui abordent la ménopause. Or on peut se demander si la prise de ces médicaments pendant des décennies leur sert vraiment de bouclier quand elles atteignent un âge avancé. Deux tiers de toutes les fractures de la hanche concernent des femmes de quatre-vingts ans ou plus. Dans presque tous les cas, elles étaient déjà tombées auparavant. Ce sont précisément les femmes fragiles qui, souvent, ne se remettent pas d'une telle chute et deviennent dépendantes. Il serait donc important de protéger les dames particulièrement âgées et fragiles. Or c'est justement ce groupe à haut risque qui semble ne retirer aucun avantage, ou presque, des médicaments contre l'ostéoporose. C'est en tout cas la conclusion que nous présente un article tiré du *New England Journal of Medicine.* Les femmes examinées avaient plus de quatre-vints ans et (dans 80 % des cas) on leur avait diagnostiqué une ostéoporose ou un risque de chute élevé. D'après cet article, le traitement avec le biphosphonate risédronate "n'a eu aucun effet sur la fréquence des fractures de la hanche[19]".

Les médicaments contre l'ostéoporose augmentent donc la densité osseuse, mais ne remplissent guère leur fonction thérapeutique, à savoir la prévention des fractures. Pour John Abramson, cela s'explique par la structure des os eux-mêmes : ils se composent, à 80 %, d'une épaisse et dure couche extérieure, l'os cortical. Certains os ont en outre un renfort interne, l'os trabéculaire. Celui-ci forme une structure tridimensionnelle qui donne un soutien supplémentaire à des régions très sollicitées du squelette, comme les hanches, les poignets et la colonne vertébrale. La structure complexe de l'os trabéculaire présente une surface beaucoup plus grande que l'os cortical, très compact, et son métabolisme est plus rapide : il peut transformer du calcium en substance osseuse plus rapidement, mais il se résorbe également plus rapidement. Au cours du processus normal de vieillissement, l'os trabéculaire dégénère plus rapidement que l'os cortical. Or une fois que cette structure est perdue, en totalité ou en partie, on n'a plus de base pour la reconstruire. Le nouveau matériel osseux que les médicaments contre l'ostéoporose font apparaître se forme donc surtout sur la couche extérieure, sur l'os cortical. C'est ainsi que la densité d'un os augmente, sans que sa stabilité ne connaisse une évolution équivalente.

Tout cela explique pourquoi la pratique d'une densitométrie osseuse sur des femmes en bonne santé ne s'est pas avérée efficace d'un point de vue médical et n'apporte rien aux patientes. C'est ce qu'ont montré des études réalisées en Allemagne, en Suède et aux Etats-Unis. L'un de ces travaux s'est penché sur les effets de l'alendronate sur des femmes atteintes d'ostéopénie, cette antichambre de l'ostéoporose. Le risque de fracture de la hanche avait même légèrement augmenté[20]. Les experts du Bureau d'évaluation des conséquences techniques de l'université de Colombie-Britannique à Vancouver (Canada) se sont eux aussi minutieusement penchés sur ce sujet. Dans leur rapport, ils jugent que rien ne permet de penser que "mesurer la densité osseuse de femmes en bonne santé qui sont ménopausées ou approchent de la ménopause permette de prévoir des fractures futures[21]". En Allemagne, la mesure de la densité osseuse sur des personnes en bonne santé a donc été retirée il y a quelque temps du catalogue des prestations prises en charge par les caisses publiques d'assurance maladie. Ce qui n'empêche pas les médecins soucieux d'augmenter leurs revenus de continuer à proposer ce procédé avec empressement, afin de pouvoir le facturer au patient (40 euros environ) comme un soin individuel.

Lorsque la mesure de la densité osseuse ne révèle pas de valeurs préoccupantes, tous les problèmes ne sont pas réglés pour autant : car même si les valeurs indiquent une densité osseuse élevée, on n'est pas à l'abri des chutes et rien ne dit que, si on tombe, les os ne seront pas touchés.

Mais alors, que faire ? La médecine, nous l'avons vu, ne dispose malheureusement pas de remèdes miracle contre l'ostéoporose. Il y a toutefois de nombreuses manières de renforcer la santé de ses os et de réduire le danger de fracture. L'exercice physique et une bonne alimentation constituent très tôt la base d'un squelette solide. Les os se développent avec les sollicitations, et le sport fait de l'os trabéculaire, en particulier, une structure solide dont on profite encore à un âge avancé.

Même les gens qui n'aimaient pas le sport étant jeunes peuvent très bien faire quelque chose, une fois âgés, pour réduire leur risque d'ostéoporose. Aux

Etats-Unis, une étude a porté sur l'état de santé de près de 10 000 femmes de plus de soixante-cinq ans, et ce sur une période de sept ans. Celles qui exerçaient une activité physique environ deux heures par semaine avaient 36 % de fractures de la hanche en moins que les vieilles dames plus paresseuses[22]. Exprimé en chiffres absolus, cela signifie qu'au cours d'une année, et pour 1 000 femmes, il y avait, dans le groupe des dames entraînées, six fractures de moins – une baisse deux fois plus importante que celle qu'on pouvait observer dans l'étude sur l'alendronate.

L'élément décisif pour éviter les fractures, c'est de diminuer le risque de chute. Une meilleure condition physique, une démarche plus assurée et un meilleur équilibre, voilà qui est particulièrement utile. Selon le Dr Abramson, se muscler est "l'un des meilleurs moyens de faire augmenter la densité osseuse et d'éviter les chutes[23]". Le taï chi nous exerce à maîtriser notre corps et réduit également la probabilité d'une fracture. Dans les messages publicitaires des fabricants de médicaments et de ceux qui proposent la mesure de la densité osseuse, on ne s'étend évidemment pas sur ces mesures efficaces auxquelles chaque femme peut recourir d'elle-même. La meilleure prévention pour les femmes ménopausées, c'est d'avoir une activité physique régulière et une alimentation équilibrée, et de réduire ainsi leur risque de chutes.

UNE CHIMÈRE DANS LE DERRIÈRE

Le patient baisse son pantalon et grimpe sur la table d'examen. Le professeur Henning Rohde commence à l'examiner. Voilà les hémorroïdes prises au piège ! C'est du moins ce que pensent la plupart des patients. Or il est rare que le professeur Henning Rohde puisse confirmer le diagnostic établi par les intéressés. "Les hémorroïdes sont une maladie bien moins fréquente qu'on ne le croit, déclare ce professeur en proctologie (du grec *prôktos*, anus et *logia*, théorie) qui exerce à Cologne. Bien trop souvent, on pense à des hémorroïdes et on a recours à un traitement erroné, qui peut effectivement provoquer des désagréments ou les aggraver[24]."

Les affirmations de Rohde sont étayées par une étude qu'il a publiée dans la *Deutsche Medizinische Wochenschrift*. 344 patients présentant "des symptômes abdominaux et/ou anaux vagues" lui ont été envoyés par d'autres médecins. Tous les patients attribuaient saignements et douleurs, démangeaisons et brûlures à des hémorroïdes[25].

Or, dans la plupart des cas, les symptômes avaient une autre cause, comme l'a montré l'examen du professeur Rohde : 32 % des patients avaient des marisques, de petits plis cutanés à l'anus, parfaitement bénins mais qui rendent la toilette difficile. Et 87 % souffraient d'eczéma anal. De nombreux patients étaient probablement eux-mêmes à l'origine de ces démangeaisons et de ces suintements – parce qu'ils avaient essayé de soigner tant bien que mal quelque chose qui n'existait pas.

Dans seulement 18 % des cas, le professeur Rohde a en effet trouvé des hémorroïdes. Le proctologue Thomas Henne, de Francfort-sur-le-Main, n'est pas étonné par ces résultats. Lui aussi parle d'une maladie très répandue que la population elle-même s'est inventée. "Tout ce qui pince au niveau du derrière est inévitablement mis sur le compte d'hémorroïdes."

Henne craint que la conséquence de ce phénomène ne soit une "médication aveugle". Non seulement de nombreux médecins ne regarderaient pas de près cette délicate partie du corps, préférant tout simplement prescrire un médicament contre les hémorroïdes. Mais les patients se maltraiteraient eux-mêmes à coups de pommades, de suppositoires et de lingettes humides.

Voilà pourquoi les caisses publiques d'assurance maladie ont à elles seules remboursé 38 millions d'euros de médicaments contre les hémorroïdes en 2002. Or il apparaît que la plupart de ces batailles ont été menées contre un ennemi inexistant.

En réalité, chacun d'entre nous possède un corps érectile hémorroïdal ; ce qu'on appelle le *corpus cavernosum recti* fait partie de l'organe de continence : un tissu en forme d'anneau et à forte irrigation sanguine situé sur le sphincter interne. Contrairement aux corps érectiles des organes génitaux, celui-ci est constamment en érection.

Et c'est tant mieux : comme l'expliquait le *Deutsches Ärzteblatt* il y a quelques années déjà, lorsqu'il est gorgé de sang, "le corps érectile rectal est un élément important pour fermer l'anus". L'érection hémorroïdale est uniquement interrompue pour laisser passer les matières fécales[26].

Avec l'âge, et surtout si on est souvent assis et qu'on a des selles dures, ces salutaires coussinets peuvent néanmoins devenir une torture s'ils connaissent une croissance pathologique et sortent de leurs fixations. La force de cisaillement mise en œuvre quand on va à la selle peut provoquer des saignements et pousser ces tissus en dehors de l'anus, formant ainsi des hémorroïdes.

Le médecin grec Hippocrate et nombre de ses successeurs brûlaient les tissus qui dépassaient au fer rouge. Aujourd'hui, une industrie qui représente plusieurs millions d'euros s'est développée autour de l'hémorroïde, et les disputes des médecins visant à déterminer quelle est la bonne thérapie vont bon train.

Le professeur Henne raconte que pour soigner les hémorroïdes, ou ce que l'on croit être des hémorroïdes, on "utilise toutes les armes applicables sur l'anus : diathermie bipolaire, coagulation infrarouge, laser, cryothérapie". Le traitement le plus employé consiste à scléroser les tissus à l'aide de produits chimiques. L'injection d'une solution à base de phénol et d'huile d'amande, par exemple, provoque un gonflement inflammatoire qui ralentit l'irrigation sanguine des hémorroïdes. L'effet de ce procédé est certes contesté (une modification de l'alimentation est souvent plus appropriée), mais il est bon pour le compte en banque des médecins.

A ces traitements s'ajoutent tout ce qu'entreprennent les gens qui, par une pudeur mal placée, n'osent pas aller chez le médecin. On peut par exemple déplorer le cas de ce gros fumeur du Yorkshire qui, croyant apaiser ses démangeaisons à l'anus, a pris un long bain de siège dans de l'alcool à brûler. D'autres tourmentés se harcèlent eux-mêmes avec de l'huile de foie de requin, des extraits de levure et de l'oxyde de zinc. On utilise également des suppositoires à base de noix et de marron d'Inde que l'on prend matin et soir et après les selles. En outre, cet endroit est soigneusement savonné et maltraité à coups de gant de toilette humide.

Très souvent, ces thérapeutes de l'anus autoproclamés ne font qu'aggraver les douleurs qu'ils voulaient combattre. "Un nettoyage incessant ne fait qu'endommager davantage la peau", avertissait la *Münchner Medizinische Wochenschrift.* Et la revue d'ajouter que cela crée littéralement des allergies : "Un eczéma de contact peut être provoqué par des pommades ou des suppositoires contre les hémorroïdes, des produits cosmétiques comme les sprays intimes ou encore des lingettes humides et des médicaments[27]."

Le professeur Rohde recommande à ses patients de se nettoyer les fesses avec du papier, avant d'y appliquer un peu de vaseline. "Il faut être aussi prudent avec la peau, dit-il, qu'une femme lorsqu'elle se démaquille."

VI

LES LIMITES DU DÉPISTAGE

CANCER : LE DILEMME DES CAMPAGNES DE DÉPISTAGE

Les diagnostics sont comme les cartes géographiques. Plus l'échelle est grande, plus on voit de choses. Prenons l'exemple de la thyroïde. Environ 0,1 % des personnes âgées sont atteintes d'un cancer de la thyroïde et en présentent les symptômes cliniques typiques. Des médecins finlandais ont observé cette maladie en adoptant une échelle plus grande et en zoomant pour ainsi dire jusqu'à la voir de très près : ils ont prélevé la thyroïde de personnes décédées d'autre chose et, tous les 2,5 millimètres, ils en ont découpé un mince disque qu'ils ont ensuite examiné au microscope : ils ont découvert des tumeurs malignes dans 36 % des cas.

Mais les médecins ont pris conscience du fait que le nombre de carcinomes leur ayant échappé était encore plus grand. Car ils n'avaient effectué leurs prélèvements que tous les 2,5 millimètres, or les foyers cancéreux ne mesurent souvent que 0,5 millimètre de diamètre – quatre carcinomes sur cinq restaient ainsi invisibles. L'examen peut être poussé à l'extrême. En réduisant suffisamment l'espace entre deux prélèvements, on trouvera un carcinome dans la quasi-totalité des thyroïdes, si ce n'est dans chacune d'entre elles[1].

Cela fait deux décennies que ces médecins finlandais ont publié leurs résultats, et leurs observations occupent aujourd'hui les médecins à la pointe de la recherche internationale contre le cancer. Quel que soit le cas où ils emploient leurs méthodes de diagnostic perfectionnées, l'étrange phénomène se confirme : tout le monde ou presque a, quelque part dans son corps, des cellules cancéreuses – alors qu'en même temps l'extrême majorité des gens est en parfaite santé. "La plupart des gens, constatent Judah Folkman et Raghu Kalluri, de la Harvard Medical School de Boston, aux Etats-Unis, ont de petites tumeurs, mais ils ne le savent pas[2]."

Prenons l'exemple du cancer du sein : des médecins ont autopsié des femmes âgées de quarante à cinquante ans qui n'étaient pas atteintes d'un cancer et étaient mortes d'autre chose. Près de 40 % d'entre elles avaient de petites tumeurs dans le tissu mammaire – or on diagnostique un cancer du sein chez *un pour cent* seulement des femmes de cette tranche d'âge. Prenons maintenant l'exemple du cancer de la prostate : les autopsies effectuées sur des hommes qui étaient tous morts d'autre chose que d'un cancer ont révélé que sur 100 hommes jeunes (âgés de moins de trente ans), 8 % avaient un petit cancer de la prostate. Parmi les soixantenaires, la proportion atteint 50 %, et parmi les hommes de plus de soixante-dix ans, 80 %. La maladie ne se déclare que rarement. Les symptômes cliniques du cancer de la prostate sont observables chez *un pour cent* des hommes âgés de soixante à soixante-dix ans.

Etre porteur de tumeurs microscopiques fait donc apparemment partie intégrante de la vie. Pourquoi alors, se demandent les médecins de la recherche contre le cancer, ces tumeurs ne sont-elles fatales qu'à une minorité de gens ? Comment la majorité d'entre nous se protège-t-elle des foyers cancéreux qu'elle a dans le corps ?

Pour proliférer, ces mini-tumeurs ont besoin d'oxygène frais et de suffisamment de substances nutritives. Les chercheurs Folkman et Kalluri supposent que, par un mécanisme inné, c'est exactement ce que nous refusons en général à ces foyers cancéreux : nous coupons l'arrivée de sang à ces locataires voraces. Selon ce scénario, un cancer se déclare en deux étapes. Premièrement, des modifications de notre patrimoine génétique (mutations) transforment des cellules normales en cellules cancéreuses. Cette phase peut ne pas être dangereuse tant que les mini-tumeurs qui sont apparues ne grossissent pas, ou alors à une lenteur extrême. La seconde étape, elle, a des conséquences graves : une sorte d'interrupteur est actionné dans le corps, qui fait que de nouveaux vaisseaux apparaissent en direction des mini-tumeurs et alimentent celles-ci avec la sève vitale dont elles ont tant besoin. C'est seulement une fois que ce processus a eu lieu qu'elles se mettent à grossir à toute vitesse et représentent un danger mortel.

Cette découverte offre des perspectives fascinantes à la cancérologie. On sait que différentes protéines endogènes sont capables d'enrayer la formation de nouveaux vaisseaux, ce qu'on appelle l'angiogenèse.

Les personnes atteintes de trisomie par exemple semblent naturellement produire ces substances anti-angiogenèse en quantités particulièrement grandes. Et il est effectivement relativement rare que leurs organes soient touchés par des tumeurs. Des scientifiques étudient actuellement ces substances anti-angiogenèse dans le but d'en tirer de nouveaux médicaments anticancéreux, non toxiques.

Le diagnostic a encore une longueur d'avance sur la thérapie. C'est pourquoi, dans de nombreux pays industrialisés, on propose régulièrement des examens de dépistage précoce afin de réduire au moins le nombre des cancers les plus fréquents – cancer du sein chez la femme, de la prostate chez l'homme. L'idée paraît évidente : plus la découverte de la maladie est précoce, mieux c'est. Mais les propriétés mêmes des carcinomes – presque toutes les personnes âgées en ont quelque part, mais ils ne sont dangereux que pour une infime minorité d'entre elles – compliquent la situation, comme nous allons le voir plus loin. Pour certaines personnes, le dépistage précoce peut être synonyme de guérison, pour d'autres en revanche il est source d'angoisses inutiles et de nuisances provoquées par des thérapies superflues. Quant à la question de savoir si ce sont finalement les aspects positifs ou négatifs qui l'emportent, elle fait l'objet d'une vive discussion dans le milieu médical.

LES CAMPAGNES DE DÉPISTAGE

Tous les deux ans, en Allemagne, une invitation à un examen de dépistage arrive par la poste. Toutes les femmes du pays âgées de cinquante à soixante-dix ans sont conviées à se soumettre à une mammographie prise en charge par les caisses d'assurance maladie. L'examen consiste à placer chaque sein entre deux plaques de plexiglas où il sera pressé le plus possible puis passé aux rayons X sous deux angles différents. Les résultats arrivent une semaine plus tard : d'un point de vue purement statistique, dans 5 à 10 % des cas, une radiographie préoccupante invitera à consulter.

Le cancer du sein fait peur aux femmes. Les médias nous disent qu'il touche une femme sur dix. Chaque année, il y a 48 000 nouveaux cas, et près de 18 000 femmes en meurent. Les tenants de la campagne nationale de mammographies estiment que le dépistage précoce de carcinomes mammaires réduit de 20 à 30 % le taux de décès d'un cancer du sein parmi les participantes. Pourquoi, alors, ne pas participer à cet examen qu'on leur propose tous les deux ans ? Au mieux, on est tranquille, au pire, le cancer qui vient d'être découvert peut être traité à un stade précoce.

Mais les choses ne sont malheureusement pas aussi simples qu'elles paraissent. “Le dépistage précoce n'a rien de préventif”, donne à penser Ingrid Mühlhauser, professeur en sciences de la santé à l'université de Hambourg. Une grande partie de la population féminine (80 % des femmes en Suisse, par exemple) imagine ainsi à tort que passer une mammographie enraye ou diminue le risque de cancer du sein. En réalité, cette radiographie ne peut que détecter un carcinome plus tôt, mais elle ne peut pas empêcher sa formation : il est tout à fait possible que le lendemain d'un résultat de mammographie normal une tumeur apparaisse dans le sein.

En outre, un diagnostic précoce n'augmente pas nécessairement les chances de survie. Car en règle générale la mammographie révèle des cancers qui évoluent relativement lentement, et pour lesquels, dans le cas d'un diagnostic plus tardif, le pronostic ne serait pas moins bon. Dans 20 à 30 % des cas où les résultats sont préoccupants, on trouve un cancer du sein à un stade précoce. Mais personne ne peut dire s'il va évoluer en un cancer dangereux. A l'inverse, les cancers particulièrement agressifs, qui se développent rapidement, ne sont souvent pas détectés lors d'une mammographie, et le pronostic ne peut donc nullement être amélioré. Au final, il est probable que seule la période allant du diagnostic à la mort, et donc le temps que va passer la femme atteinte du cancer à souffrir, s'en trouve rallongée, sans pour autant que la date du décès soit repoussée.

L'idée très répandue selon laquelle une femme sur dix est concernée par le cancer du sein est certes vraie, mais uniquement en considérant la durée de vie totale et pour les femmes qui ont atteint leur quatre-vingtième année. "Au total, seules 3 ou 4 femmes sur 100 meurent d'un cancer du sein, déclare Ingrid Mühlhauser dans un souci de clarifier les choses. 96 ou 97 femmes sur 100 meurent d'autre chose."

Ces informations nous permettent de comprendre pourquoi certains experts doutent de l'utilité d'une campagne nationale de mammographies. Nous l'avons vu, le taux de décès baisse de 20 à 30 %. Mais pour pouvoir estimer cet effet à sa juste valeur il faut connaître l'ordre de grandeur. Le professeur Mühlhauser fait le compte de ce que cela signifierait pour une période de dix ans : sans la mammographie, 8 femmes sur 1 000 décèdent d'un cancer du sein. Avec, 6 sur 1 000. 6 au lieu de 8 – ce qui représente une baisse relative de 25 %. En chiffres absolus et rapporté à ces 1 000 femmes, la mortalité ne baisse cependant que de 0,2 %[3].

Ce que peut apporter cette technique est évidemment bienvenu, mais il ne faut pas oublier son coût mirobolant et les nuisances qu'elle peut engendrer. En raison du caractère nocif des rayons X, un examen mammographique fréquent peut devenir lui-même un facteur de risque et provoquer un cancer. Un calcul mathématique montre que si 20 000 femmes passent régulièrement une mammographie à partir de quarante ans, 3 à 9 d'entre elles auront un cancer dû aux rayons. En outre, la mammographie produit systématiquement des résultats faussement positifs : des radios préoccupantes qui, après examen des tissus, s'avèrent être une fausse alerte. En Allemagne, on pratique ainsi chaque année 100 000 biopsies du sein dont on constate *a posteriori* qu'elles étaient inutiles.

Les campagnes qui ont déjà commencé dans d'autres pays montrent que, souvent, on détecte et on traite aussitôt des carcinomes qui seraient restés inoffensifs. "C'est ainsi que chez un tiers des femmes à qui on a trouvé un *carcinome in situ*, un stade précoce du cancer qui, la plupart du temps, n'est découvert que par une mammographie, on ampute les seins", déclare le professeur Mühlhauser[4]. Dans le cadre de campagnes de mammographies, le nombre d'interventions chirurgicales et les contraintes de la radiothérapie augmentent au final d'environ 30 %. Enfin, la mammographie entraîne nécessairement des résultats faussement négatifs : sur 1 000 femmes qui se réjouissent d'avoir un résultat normal, 1 ou 2 se verront quand même diagnostiquer un cancer du sein dans les douze mois suivants – on ne peut donc être sûr à 100 %.

Dans cette lutte contre le cancer du sein, chaque décès en moins est une victoire. “Aucune femme ne peut savoir si c’est elle qui va être sauvée par la mammographie – c’est pour cette raison qu’il faut lui donner la chance de bénéficier de ce tout petit plus de sécurité, déclare Claudia Schumann, gynécologue à Northeim, en Basse-Saxe. Mais cela aboutit parfois à une surenchère diagnostique et à un acharnement thérapeutique[5].” Mme Mühlhauser, médecin et scientifique, estime qu’il revient aux femmes elles-mêmes de peser le pour et le contre, et qu’elles doivent rester libres de leur décision : “Une femme ne doit pas se sentir coupable si elle ne participe pas à une telle campagne. Il n’y a aucune raison de se sentir coupable.”

A quoi sert la mammographie ?

SANS Mammographie	AVEC Mammographie	
8	6	Décédées d’un cancer du sein
72	74	Décédées d’autre chose
920	920	Non décédées
25	30	Diagnostic : cancer du sein
975	970	Diagnostic : pas de cancer du sein
	5 000	Nombre total de mammographies
	200	Femmes ayant eu au moins un résultat d’examen préoccupant
	60	Biopsies à la suite de résultats faussement préoccupants

Dans chaque groupe, 1 000 femmes âgées de cinquante à soixante ans sont observées sur une durée de dix ans. Chaque femme du groupe “AVEC mammographie” passe au total cinq examens.

Source : brochure Dépistage précoce du cancer du sein *(par Eva Schindele et Ingrid Mühlhauser) www.nationales-netzwerk-frauengesundheit.de.*

Le toucher rectal est l'une de ces choses qu'un homme n'a aucune envie de subir tous les jours. Cet examen, aujourd'hui encore pratiqué avec l'index, un instrument qui a fait ses preuves, permet aux urologues de palper la prostate. Il est toutefois de plus en plus fréquent qu'ils complètent cet examen par un test sanguin, afin de détecter d'éventuelles tumeurs cancéreuses dans la prostate : il s'agit du test PSA. Ce test permet de déterminer le dosage de l'antigène prostatique spécifique (PSA). Cette protéine fabriquée par la prostate est présente dans le sang. La glande de la taille d'une châtaigne est située devant la vessie (d'où le nom de prostate, “qui se tient en avant”) et produit une sécrétion qui passe par des canaux lors de l'éjaculation pour arriver dans les urètres. Ce liquide s'y mélange aux spermatozoïdes et facilite ainsi leur déplacement.

On considère que si des cellules cancéreuses prolifèrent dans la prostate, celle-ci produit plus de PSA qu'à l'accoutumée. Lorsqu'il y a grossissement pathologique, la valeur de PSA augmente par conséquent tout de suite, et les médecins estiment qu'une concentration de 4 nanogrammes et plus par millilitre de sang est le signe de la présence d'un carcinome. Ensuite, seul un examen plus approfondi peut confirmer cette hypothèse, en l'occurrence une biopsie : lors de ce désagréable examen, on effectue des prélèvements sur la prostate.

Autrefois, on découvrait un cancer de la prostate chez des hommes d'un certain âge dont la prostate agrandie les gênait déjà nettement pour uriner. Le diagnostic s'est élargi depuis et on découvre de plus en plus souvent des carcinomes chez des cinquantenaires qui ne présentent aucun symptôme. Aux Etats-Unis, on a même déjà observé des résultats de prélèvement anormaux chez des jeunes hommes de moins de trente ans qui voulaient encore fonder une famille. Les hommes concernés se renseignent sur la possibilité de faire congeler leurs spermatozoïdes pour le cas (pas si improbable que cela) où leur opération de la prostate se passerait mal.

L'amputation chirurgicale précoce de la prostate (prostatectomie radicale) passe pour le traitement le plus prometteur. Lorsque la tumeur ne touche que la glande et que toutes deux sont enlevées ensemble, les patients sont guéris dans 90 % des cas. Cette intervention sur une partie très sensible du corps peut toutefois avoir de très graves effets secondaires. Quelles que soient les précautions prises par les chirurgiens, dans la plupart des cas, cette ablation a de sérieuses conséquences. Des vaisseaux et des nerfs passant à proximité immédiate de la capsule prostatique et jouant un rôle dans le processus de l'érection sont touchés. Ce qui est détruit ici ne peut la plupart du temps plus être réparé par des médicaments ; de nombreux hommes deviennent impuissants. L'incontinence est également fréquente. Beaucoup d'hommes qui portent des couches quand ils sont âgés ont été opérés de la prostate.

Savoir dans combien de cas ces graves effets secondaires apparaissent est évidemment très important pour les hommes à qui on a diagnostiqué un cancer de la prostate. Or les chiffres dont on dispose varient énormément : entre 20 et 75 % des patients seraient blessés au cours d'une telle opération, selon la revue *Deutsches Ärzteblatt*, alors que certains centres hospitaliers parlent d'un taux de complication inférieur à 10 %[6]. Il n'y a aucune étude systématique et contrôlée concernant le taux des pannes et des complications à la suite d'une ablation de la prostate. Un homme dans cette situation n'a aucun moyen de savoir si, dans l'hôpital d'à côté, ceux qui opèrent sont des as ou des incapables.

Faut-il passer sur le billard ? Le carcinome apparaissant de préférence chez des hommes d'un certain âge, on ne peut guère savoir si cette intervention périlleuse prolonge ou non la vie des patients. C'est ce qu'a conclu une étude menée en Suède sur près de 700 hommes à qui on avait diagnostiqué un cancer de la prostate. On a retiré la prostate à la moitié d'entre eux et, pour l'autre moitié, les médecins ont attendu de voir ce qui allait se passer. Au bout de six ans, il y avait certes moins de décès du cancer de la prostate parmi les hommes qui avaient été opérés que parmi ceux qui ne l'avaient pas été. Mais si on prend en considération tous les décès, dus à d'autres causes, comme l'infarctus ou l'accident vasculaire cérébral par exemple, on constate que le taux de mortalité était le même dans les deux groupes[7].

En Allemagne, l'âge moyen des patients qui meurent d'un cancer de la prostate est soixante-dix-huit ans – trois ans de plus, paradoxalement, que l'espérance de vie moyenne. Car, en règle générale, on meurt *avec* un cancer de la prostate, et non *à cause de cela*.

Comment se fait-il que cette maladie puisse connaître des évolutions aussi diverses ? La réponse est que le cancer de la prostate n'est pas un mal uniforme, il s'agit plutôt d'un spectre de dysfonctionnements.

Certaines variantes connaissent une croissance ultra-rapide et ont tôt fait d'emporter les personnes qui en souffrent. D'autres évoluent lentement, et les personnes meurent d'autre chose, sans avoir ressenti les effets de ce cancer. Enfin, d'autres mutations ressemblent à des cellules cancéreuses quand on les observe au microscope, mais elles ne se développent pas du tout[8].

Qui est atteint d'un cancer plutôt inoffensif, qui est porteur d'un carcinome potentiellement mortel ? Le test PSA est incapable d'apporter une réponse à cette question décisive. L'une des personnes à l'admettre est justement un pionnier de ces tests. Il s'agit de l'urologue Thomas Stamey, de la Stanford University, en Californie. Au début des années 1980, il a été l'un des tout premiers médecins à établir un lien entre un taux de PSA anormalement élevé et un cancer de la prostate. Mais, un jour, Stamey a pris la peine d'aller vérifier son hypothèse. Tout ce dont il avait besoin, il l'a trouvé dans les congélateurs de son université. Des pathologistes avaient congelé plus de 1 300 prostates qu'on avait amputées entre 1983 et 2003. Stamey a examiné les tissus et comparé les résultats avec les taux de PSA correspondants.

L'examen a montré que la formule "taux élevé de PSA = cancer dangereux" était tout à fait valable il y a vingt ans. Dans les échantillons les plus anciens, il y avait effectivement de nombreuses tumeurs de grande taille et dangereuses.

Mais au fil des années, avec l'extension constante du diagnostic, ce lien a en grande partie disparu. L'examen de Stamey a révélé que dans un passé récent on a soumis au test de plus en plus d'hommes jeunes et sans symptômes, le taux de PSA ne permettait donc pas de porter un jugement fiable sur la présence d'une tumeur. Mais cela va encore plus loin : pour les cinq dernières années, le taux le plus élevé de PSA était seulement l'indice d'un agrandissement *bénin* de la prostate. Ce phénomène très répandu ne justifie pas une ablation de la prostate. Or il s'est avéré que certains hommes présentant cet agrandissement bénin avaient subi une prostatectomie.

Depuis qu'il a fait cette découverte, Stamey s'oppose à l'emploi du test PSA, dont il avait été autrefois l'un des initiateurs. Le recours abusif à ce test a fait qu'on a procédé à des biopsies révélant nécessairement des foyers cancéreux, dont la plupart ne déclencheraient jamais la maladie. Car sur 100 000 hommes de plus de soixante-cinq ans, seuls 226 (0,23 %) mourraient d'un cancer de la prostate, fait remarquer Stamey. "Notre boulot, c'est d'arrêter d'amputer de la prostate tous les hommes qui ont un cancer, exige l'urologue californien. L'ère du PSA est révolue[9]."

Aujourd'hui, les chercheurs estiment que, dans 10 à 15 % des cas, la mesure du taux de PSA provoque une fausse alerte : on nous signale un cancer là où il n'y en a pas. Un résultat angoissant pousse le patient concerné à faire un prélèvement, et il peut s'estimer heureux lorsque celui-ci permet de démentir le résultat du test PSA. Car la biopsie a ses défauts : le Memorial Sloane-Kettering Cancer Center de New York a soumis à un second examen 2 000 prostates que l'on avait amputées en raison des résultats qu'avaient donnés les biopsies : dans 30 % des cas, soit il n'y avait que des carcinomes microscopiques qui n'auraient jamais menacé la vie du patient, soit ils n'ont pas découvert de cancer du tout[10].

A l'inverse, un taux de PSA faible peut faire croire à un homme qui fait cet examen régulièrement qu'il est en bonne santé, alors qu'il n'en est rien. Même si ses résultats ne dépassent pas le seuil de 4 ng/ml, dans 15 % des cas il y a quand même des tumeurs dans la prostate, qui ont parfois déjà atteint un stade menaçant[11].

Ces incertitudes expliquent que le test PSA soit si contesté parmi les médecins et que certains refusent d'y recourir. "L'utilité d'une telle mesure pour le prolongement de la vie des hommes concernés n'est, selon un avis scientifique unanime, nullement avérée", juge le Réseau allemand pour une médecine favorisant les traitements à l'efficacité prouvée (Deutsches Netzwerk Evidenz-basierte Medizin). "On ne parle guère du potentiel de nuisances que recèle en particulier le traitement inutile et ses nombreux effets secondaires, que subissent des hommes qui n'auraient jamais eu à souffrir de leur cancer (c'est ce qu'on appelle la surenchère diagnostique)[12]."

Le dépistage précoce des cancers du sein et de la prostate montre qu'à partir d'un certain moment l'utilité de la médecine diminue. On fait des efforts financiers énormes, on met en marche un gigantesque dispositif d'examen. Pourtant, à la fin, l'utilité de ces mesures semble très réduite, et les spécialistes la remettent en question. Si l'on utilisait cet argent pour réaliser des programmes de prévention et des campagnes contre le tabac, on ferait sans doute davantage pour la santé publique.

VII

DOUTES SUR LA CHIMIOTHÉRAPIE

EN VINGT-CINQ ANS, N'A-T-ON FAIT AUCUN PROGRÈS DANS LE TRAITEMENT DES CANCERS AVANCÉS ?

Pour les gens qui ont des métastases, la chimiothérapie est le traitement de la dernière chance lorsque ni les rayons, ni le scalpel ne peuvent atteindre les tumeurs disséminées dans le corps. Depuis des décennies, on emploie sans cesse de nouvelles substances. Les laboratoires pharmaceutiques les vendent souvent à prix d'or. En échange, ils promettent une vie plus longue.

"Une chance de prolonger la vie !" peut-on lire sur une affiche de trois mètres de large qui fait la publicité d'un produit de la classe des taxanes, des dérivés chimiques d'une substance tirée de l'if. Le fabricant d'un médicament concurrent en fait la promotion en ces termes : "Donner un avenir à la vie[1]."

Les épidémiologistes et les médecins du service des archives de cancérologie de l'université de Munich, que l'on considère comme le meilleur d'Allemagne, ne comprennent pas cette affirmation. "Les chances de survie de patients atteints d'un cancer avec métastases de l'intestin, du sein, des poumons ou de la prostate ne sont pas meilleures aujourd'hui qu'il y a vingt-cinq ans", déclare Dieter Hölzel, le directeur du service en question[2]. Avec des oncologues, le professeur a rassemblé les dossiers de milliers de malades du cancer à Munich et dans les environs qui, depuis 1978, avaient été soignés selon les connaissances dont on disposait alors. Les patients étaient atteints d'un cancer avancé d'un de ces quatre organes (intestin, sein, poumon ou prostate). Avec quelque cent mille victimes par an rien qu'en Allemagne, ces cancers sont les plus meurtriers.

Comme le montrent les chiffres des archives de cancérologie, ces maladies n'évoluent malheureusement pas mieux pour les patients d'aujourd'hui que pour ceux d'il y a vingt-cinq ans. Tandis que la courbe du cancer de l'intestin montre une légère amélioration, le taux de survie des patientes atteintes d'un cancer du sein a même diminué. Pour Dieter Hölzel, il s'agit probablement de variations fortuites qui ne veulent rien dire ; mais il n'exclut pas le pire : "Je crains que le recours systématique à la chimiothérapie ne puisse être responsable, en particulier pour le cancer du sein, de la baisse des chances de survie."

Cette conclusion des archives de cancérologie de l'université de Munich n'est *pas* valable pour le traitement médicamenteux des cancers du système lymphatique, de la maladie de Hodgkin, des leucémies, des sarcomes et du cancer des testicules. Dans de nombreux cas, on peut aujourd'hui guérir ces maladies de façon spectaculaire grâce à la chimiothérapie. Le verdict de Hölzel ne vaut pas non plus pour

Taux de survie des patients ayant un

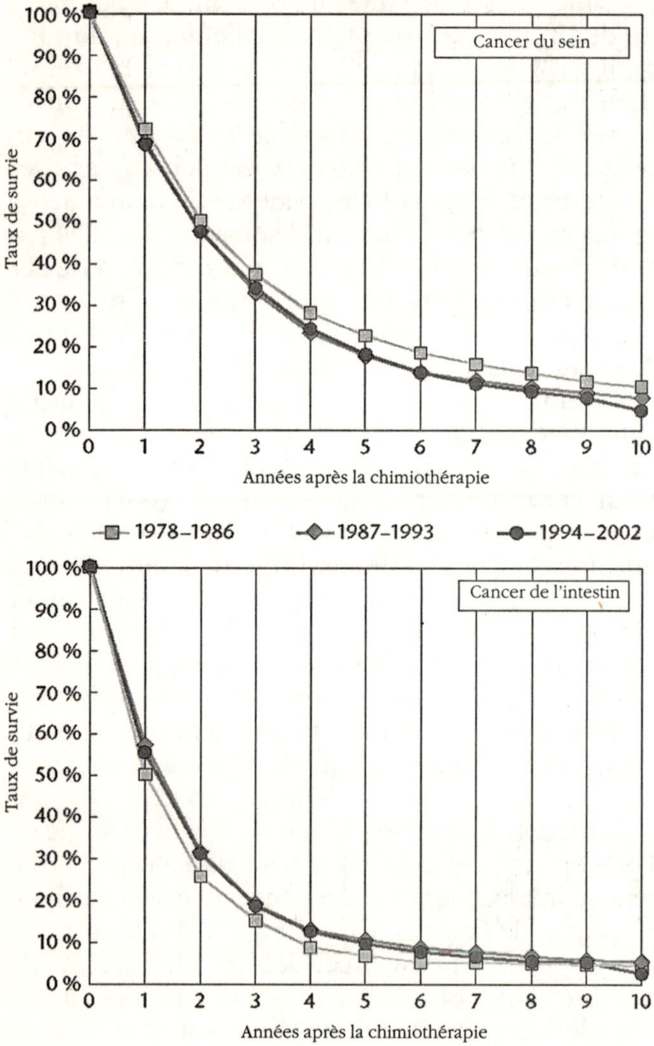

Source : Archives de cancérologie de l'université de Munich

cancer d'un organe avec métastases

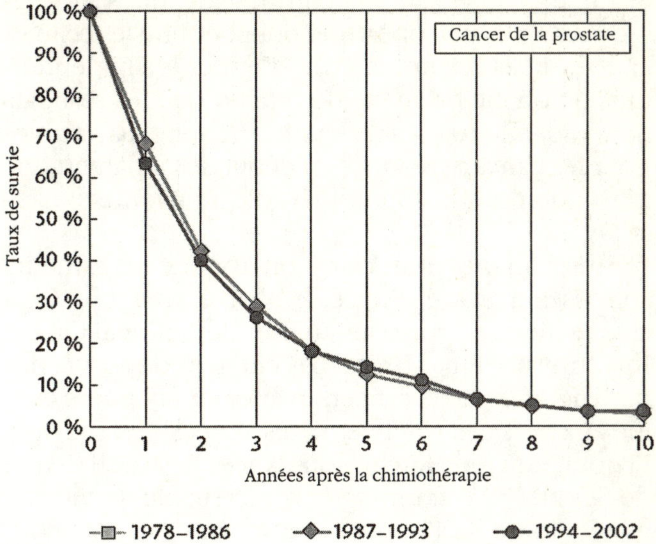

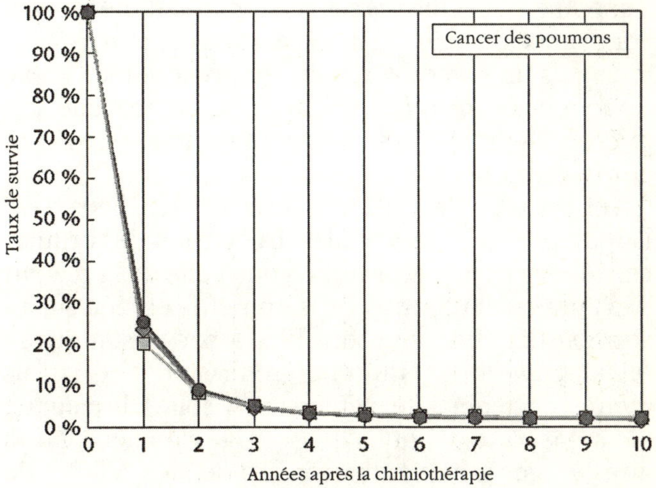

Source : Archives de cancérologie de l'université de Munich

les chimiothérapies qui réduisent la taille des tumeurs avant une intervention chirurgicale ou sont employées après une opération pour détruire les cellules cancéreuses restantes. Afin d'éviter les malentendus, qu'on me permette de répéter que les résultats des épidémiologistes de Munich ne sont pas valables pour les cancers évoqués au début de ce paragraphe ainsi que pour la chimiothérapie adjuvante et néoadjuvante.

En revanche, pour ce qu'on appelle les tumeurs solides à un stade avancé, le bilan est sombre. C'est ce que montrent aussi les chiffres du National Cancer Institute aux Etats-Unis. "Les chances de survie des patients atteints de cancers avancés n'ont guère évolué au cours des vingt dernières années", estime Ruth Etzioni, du Fred Hutchinson Cancer Research Center de Seattle[3]. Wolfram Jäger, directeur du service de gynécologie de l'hôpital municipal de Düsseldorf, s'exprime en ces termes sur la chimiothérapie du cancer avancé du sein : "Elle n'a jamais été et n'est toujours pas un succès. On traite un nombre incroyable de femmes sans que l'efficacité de ce procédé soit avérée. Si vous dites ça aux patientes, elles sont complètement désespérées."

Les cytostatiques agissent de façon très diverse sur la multiplication des cellules. La division des cellules cancéreuses étant plus rapide que celle de la plupart des autres cellules du corps, tumeurs et métastases sont particulièrement sensibles aux cytostatiques : elles peuvent se réduirent ("rémission") et parfois même (en général de manière provisoire) disparaître. Mais les cytostatiques peuvent également nuire aux cellules saines à division rapide : les cellules de la racine des cheveux par exemple, mais aussi les cellules de la moelle osseuse responsables de la formation du sang. Parce qu'elles avaient un effet spectaculaire dans le traitement des leucémies et des lymphomes, les chimiothérapies ont bientôt été prescrites aux nombreux patients souffrant d'un cancer avancé d'un organe.

La chimiothérapie permet-elle vraiment aux patients qui ont des métastases de vivre plus longtemps que ceux qui suivent un traitement médical sans cytostatiques ? Il n'existe aucune étude comparative permettant de répondre à cette question.

Et on ne pourra sans doute plus jamais y répondre. Car à partir du moment où ces médicaments sont sur le marché les médecins jugent "contraire à l'éthique" de soigner des patients sans cytostatiques. Dans les études cliniques, les fabricants ne font souvent que comparer de nouvelles substances aux anciennes ; il n'y a presque pas de groupes témoins rassemblant des gens qui ne prennent pas et n'ont jamais pris de cytostatiques. Pour pouvoir être commercialisé, un cytostatique doit pouvoir montrer, par un test effectué sur des personnes triées sur le volet, qu'il présente un avantage "net sur le plan statistique" par rapport à un autre cytostatique déjà sur le marché. Etonnamment, le prolongement de la durée de vie n'est pas un critère nécessaire à un médicament pour se retrouver sur le plus gros marché au monde : pour être autorisé par la FDA aux Etats-Unis, un médicament anticancéreux ne doit pas apporter la preuve qu'il prolonge la vie du patient. Et c'est le cas de 75 % des médicaments (53 sur 71) qui ont été autorisés par la FDA entre 1990 et 2002. Le dossier de ces médicaments ne montrait aucun effet de prolongement de la vie, et ils avaient été autorisés pour la seule raison qu'ils agissaient manifestement sur d'autres points : taux de réaction, importance des difficultés respiratoires, apparition d'effets secondaires[4].

Parmi les milliers de rapports de recherche que publie l'industrie, difficile de trouver une indication concernant un effet positif sur la survie des patients. Pour le carcinome mammaire avec métastases, par exemple, seules dix études font référence à un cocktail de cytostatiques qui, comparé à une autre mixture, pourrait prolonger la vie du patient, mais peut-être

Patients avec métastases à distance

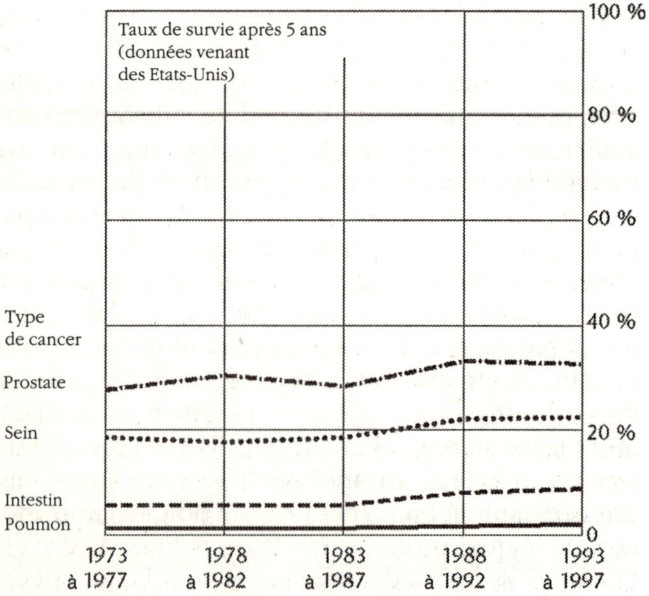

Période d'établissement du diagnostic

Source : Etzioni, Ruth et al. *: "The Case of Early Detection",* Nature Reviews / Cancer *3, 2003, p. 1-10.*

aussi ne s'agit-il que d'un hasard. Etant donné que des milliers d'études comparatives ont été menées, comme le fait remarquer Ulrich Abel, biostatisticien à Heidelberg, "il est tout à fait probable de trouver des variations nettes dans un bon nombre d'entre elles".

En outre, dans le domaine de l'oncologie, les études sont effectuées dans des conditions particulières : près de deux tiers des patients atteints de cancer ont soixante-cinq ans ou plus, alors que dans les études cliniques seul un quart des participants ont atteint cet âge[5]. Manifestement, les effets observés sur des participants relativement jeunes ne sont pas valables pour les patients normaux. Cela devient grotesque lorsqu'on exclut d'une étude en cours les données des participants qui ne réagissent pas aux cytostatiques en question, afin qu'elles ne compromettent pas le résultat final du test[6].

Lorsque les résultats des études ne viennent pas confirmer leur travail, les oncologues aiment à se réclamer des succès qu'ils ont eus dans des cas particuliers : ils évoquent ce père malade qui voulait encore fêter le baccalauréat de son fils et a pu le faire. Malheureusement, l'exemple inverse est tout aussi fréquent (le père décède juste avant la fête). Les patients atteints d'un cancer ne peuvent pas repousser la date de leur mort pour vivre un jour important. C'est ce qu'on a constaté en jetant un œil dans le registre des décès de l'Etat d'Ohio, aux Etats-Unis : plus de 300 000 personnes étaient mortes d'un cancer en l'espace d'une décennie ; il n'y avait pas plus de décès à Noël ou juste après, et c'était la même chose pour Thanksgiving et les dates anniversaires des patients[7]. Des cas particuliers ne disent rien sur l'efficacité d'un médicament, seules des études cliniques comparatives sont en mesure de le faire.

Les médicaments dont il est question ici sont toxiques et ont de graves effets secondaires. Parmi les premiers médicaments utilisés en chimiothérapie, certains emportaient de nombreux patients en quelques semaines et il a fallu les retirer du marché. La prise d'autres médicaments impliquait souvent des effets secondaires extrêmement pénibles. Les gens perdaient leurs cheveux et leur appétit, avaient des nausées, étaient abattus et devenaient la cible de multiples infections. En outre, certains médecins commençaient à soupçonner le fait que ces cytostatiques dont on disait tant de bien ne réduisaient les métastases que provisoirement, qu'ils ne prolongeaient pas la vie de façon significative et qu'ils augmentaient peut-être même les souffrances des patients.

En septembre 1985, Klaus Thomsen, qui est décédé entre-temps mais qui dirigeait alors depuis deux décennies le service de gynécologie du centre hospitalier universitaire de Hambourg-Eppendorf, déclarait lors d'un congrès international à Berlin : "Le fait que de plus en plus de médecins, hommes et femmes, déclarent qu'ils ne se soumettraient pas eux-mêmes à une telle thérapie devrait nous faire réfléchir[8]."

Il ne s'agissait pas là d'une provocation isolée. Les sondages menés à l'époque ont révélé que de nombreux oncologues ne se laisseraient pas administrer un traitement à base de cytostatiques. Au cours de l'une de ces enquêtes, on a montré à des médecins soignant des patients atteints d'un cancer des poumons un vrai compte rendu d'étude, et on leur a demandé s'ils seraient prêts à participer à cette étude s'ils étaient eux-mêmes malades. Sur les 79 médecins interrogés, 64 ont refusé. Le traitement proposé leur paraissait trop toxique et trop inefficace[9].

Au début des années 1990, c'est Ulrich Abel, de l'université de Heidelberg, qui a mis le doigt là ou cela faisait mal. En un an, ce scientifique avait lu plusieurs milliers de publications sur la chimiothérapie. Il a été bouleversé de constater que, "pour la plupart des cancers des organes, on n'a aucune preuve que la chimiothérapie – et plus encore la thérapie à haute dose de plus en plus répandue – prolonge l'espérance de vie ou améliore la qualité de vie[10]".

Des oncologues de renom ont approuvé ce verdict – mais cela n'a pas pu stopper la propagation de la chimiothérapie. Elle est devenue un dogme de la médecine, sans doute aussi parce que les médecins ne veulent pas avouer à leurs patients qu'ils sont sans défense face à ces cancers des organes. La phrase que l'on trouve dans une brochure d'information destinée aux assurés de la Techniker Krankenkasse est caractéristique : "La recherche-développement autour de nouveaux médicaments conduit à une amélioration constante du traitement des tumeurs par la chimiothérapie[11]." L'impression que tout va de mieux en mieux s'est ancrée dans la tête des gens. Le médecin parle de rémission, le patient comprend allongement de la durée de vie. Ce dogme satisfait tout le monde, car l'espoir est sauf. Selon Wolfram Jäger, gynécologue à Düsseldorf, "le médecin est content d'avoir quelque chose à proposer, les patients d'avoir quelque chose à prendre, et l'industrie se réjouit".

Cela fait des décennies que les fabricants de médicaments lancent continuellement de nouvelles sortes de cytostatiques ; dans les années 1970, cinq médicaments ont été autorisés, et dans les années 1990 il y en avait déjà près de cinq fois plus. “Si, chaque fois, un petit progrès avait été fait, s'étonne l'épidémiologiste munichois Hölzel, cela aurait dû entraîner des améliorations significatives au cours des dernières décennies. Or on ne trouve aucune amélioration de ce genre dans nos archives du cancer.”

Les prix de ces médicaments ont en revanche considérablement augmenté. Les cytostatiques développés ces dernières années ont un coût plusieurs fois supérieur à celui des préparations que l'on utilisait autrefois. Les médecins dont les cabinets d'oncologie comptent plus de mille patients prescrivent chaque trimestre pour près de 1,5 million d'euros de médicaments. Pour toute l'Allemagne, le chiffre d'affaires des cytostatiques entre août 2003 et juillet 2004 atteint 1,8 milliard d'euros – c'est 14 % de plus que l'année précédente. On estime que le chiffre d'affaires mondial est passé de 5,93 milliards de dollars en 1996 à 16,11 milliards en 2004[12].

Les pharmacologues milanais Silvio Garattini et Vittorio Bertelé ont examiné les données cliniques de douze médicaments anticancéreux que l'Agence européenne des médicaments (EMEA), qui siège à Londres, avait autorisés entre 1995 et 2000. Comparés aux thérapies standard couramment utilisées jusqu'alors, les nouveaux médicaments, selon leur analyse, n'amélioraient ni les chances de survie, ni la qualité de vie, et leur emploi n'était pas plus sûr. Mais ils sont beaucoup, beaucoup plus chers. Voici ce qu'ont déclaré Garattini et Bertelé, tous deux membres d'une commission de l'EMEA, au *British Medical Journal* : "Un cycle de témozolomide coûte à peu près 350 fois plus qu'un cycle de procarbazine, bien qu'on ait des doutes sérieux quant à l'efficacité réelle de ces deux traitements." Les experts milanais mettent en garde contre les faux espoirs : "Les nouvelles autorisations de médicaments provoquent des attentes qui sont encore attisées par la publicité directe et indirecte que font les laboratoires pharmaceutiques dans les médias", mais, "au vu des résultats des études, il se peut bien que ces attentes soient parfaitement injustifiées[13]".

Les partisans de la chimiothérapie renvoient volontiers à deux travaux de grande envergure qui semblent apporter la preuve que ce qu'ils font est utile. Des chercheurs français ont ainsi observé l'évolution de la maladie de 724 patientes atteintes d'un cancer du sein avec métastases. D'après cette étude, le taux de survie trois ans après le diagnostic de la maladie est passé de 27 % (traitement entre 1987 et 1993) à 43 % (entre 1994 et 2000)[14].

Les épidémiologistes, eux, mettent cet effet sur le compte d'une illusion statistique. Les cancers du sein avec métastases traités entre 1994 et 2000 ont été dépistés à un stade plus précoce que les autres, parce que le diagnostic s'est beaucoup développé entre-temps. Dans ce nouveau groupe de patientes, il y a donc plus de femmes dont on a découvert la maladie relativement tôt et dont la durée de survie (qui comprend la période allant du premier diagnostic au décès) est plus longue. C'est ce fait seul qui est responsable de l'amélioration du taux de survie – la thérapie n'y est pour rien. Cet effet, que l'on nomme aussi phénomène Will Rogers, ne permet nullement de tirer des conclusions sur les progrès du traitement[15].

A l'inverse, des oncologues comme Siegfried Seeber de la Société allemande d'hématologie et d'oncologie se sont appuyés sur une annonce faite par des médecins texans en 2002, qui faisaient la promotion de la chimiothérapie et promettaient aux patientes "de bien meilleures chances à long terme[16]". Les chiffres texans étaient sans aucun doute impressionnants : le taux de survie pour cinq ans des femmes atteintes d'un cancer du sein avec métastases avait connu une amélioration constante entre 1974 et 2000, passant de 10 à 44 %. Il y a toutefois une réserve : on a comparé pour cette étude des femmes *avec* et *sans* métastases. "Les groupes les plus récents étaient faussés par des patientes ayant un pronostic plus favorable", admettent les auteurs de l'enthousiaste article dans une phrase bien cachée[17].

Les chiffres des archives de cancérologie de Munich ont rendu la Société allemande d'hématologie et d'oncologie plus réaliste. On peut ainsi lire dans un communiqué de presse : "Il est vrai que les perspectives de survie de tous les patients atteints d'un cancer du sein, de la prostate ou des poumons avec métastases n'ont guère évolué[18]."

Cette franchise vis-à-vis du bilan de la chimiothérapie laisse le champ libre à la recherche d'armes nouvelles et plus efficaces contre les cancers les plus fréquents ainsi qu'à l'étude systématique d'éventuels progrès thérapeutiques. Les attentes concernent surtout de nouveaux anticorps censés attaquer directement les tumeurs[19]. On ne peut encore se prononcer sur l'efficacité de cette thérapie. Les attentes sont grandes – espérons qu'on pourra les satisfaire.

VIII

LES MYTHES DE L'ORTHOPÉDIE

L'ACHARNEMENT THÉRAPEUTIQUE SUR LES OS ET LE CARTILAGE

Votre squelette se compose de deux cent huit os, mais peut-être en compte-t-il aussi deux cent quatorze. On ne peut pas être trop affirmatif, car le nombre des petits os du pied et de la colonne vertébrale varie d'une personne à l'autre. D'une manière générale, l'anatomie de chaque être humain est unique. La frontière entre malade et bien portant est fluctuante – ce qui ouvre un vaste champ d'action aux orthopédistes.

Il y a quelques décennies, par exemple, ils faisaient passer aux enfants et aux adolescents des radiographies des hanches puis mesuraient sur les clichés l'angle que forme le fémur avec cette articulation. Cette géométrie appliquée aux os devait permettre aux médecins de démontrer la présence d'anomalies de la démarche, qu'ils jugeaient bon d'opérer. Il semble que l'orientation du fémur n'était pas conforme chez tous les jeunes gens à ce qu'elle aurait dû être à leur âge : la tête fémorale n'était pas assez installée dans l'articulation. Les enfants marchaient avec les pieds en dedans, parce que c'était plus agréable pour eux. Des orthopédistes ont donné à ce phénomène, qui concernait selon eux 13 % de tous les enfants, le nom de démarche en dedans ("coxa antetorta idiopathique"). On a accusé entre autres les habitudes prises pendant le sommeil (le fait de dormir constamment sur le ventre) et en position assise (genoux à terre et pieds tournés vers l'extérieur) d'en être la cause. Les médecins trouvaient inesthétique la démarche qui en résultait. Et jugeaient qu'avec le temps cela provoquerait une usure, puis une arthrose de l'articulation de la hanche. Cette démarche en dedans a donc été assimilée à une maladie, à une "déformation préarthrosique", et opérée : à la fin des années 1960, les orthopédistes se sont mis à opérer à grande échelle pour ramener les fémurs dans une position prétendue plus favorable par rapport à l'articulation de la hanche[1]. Une expérience très douloureuse pour les enfants. Les médecins coupaient le fémur à la scie (ostéotomie), des deux côtés la plupart du temps, faisaient pivoter vers l'intérieur la partie supérieure de l'os, avec le col et la tête, puis la rattachaient à l'aide de plaques et de vis à la partie inférieure du fémur. Une fois que l'os s'était suffisamment ressoudé et que les muscles avaient retrouvé assez de vigueur, les enfants marchaient droit et, d'un point de vue médical, normalement.

Des médecins suisses se sont pourtant méfiés et ont voulu savoir si ce traitement très lourd était vraiment justifié. Dans quatre cliniques d'orthopédie, on a observé jusqu'à la fin de leur croissance osseuse – et sans les opérer – 148 patients qui, enfants, présentaient presque tous une démarche en dedans. Et qu'a-t-on découvert ? Plus de 80 % des patients, désormais des adolescents, marchaient tout à fait normalement, et chez près de 90 % d'entre eux la mauvaise position de l'os s'était corrigée d'elle-même – en particulier pendant la puberté, où la croissance est très rapide. Un seul de ces patients s'était plaint de douleurs des hanches[2].

A la fin des années 1970, les chercheurs suisses ont enjoint à "la plus grande réserve" concernant cette opération. Mais il a fallu encore au moins une décennie pour que les nouvelles découvertes réfrènent l'enthousiasme opératoire des orthopédistes. Entre-temps, certains des enfants opérés ont été confrontés à de curieux résultats. Le haut de la jambe était certes tourné vers l'intérieur, mais le bas et les pieds, eux, regardaient plutôt vers l'extérieur. La modification apportée à la position du haut de la jambe a automatiquement accentué celle du bas de la jambe et des pieds – avec comme résultat une démarche à la Charlie Chaplin. Il a fallu recourir de nouveau à la scie – pour modifier cette fois la position du bas de la jambe – pour que ce malheur soit réparé.

L'orthopédie recèle aujourd'hui encore des thérapies trompeuses. Ainsi, les exercices de kinésithérapie de toutes sortes aident sans aucun doute les patients à ne pas perdre l'espoir d'une guérison. Mais cette gymnastique n'est pas en mesure de réduire notablement la durée d'une crise de douleurs aiguë[3]. L'opinion largement répandue selon laquelle les enfants qui se tiennent mal présenteront une scoliose à l'âge adulte est probablement infondée. Une observation à long terme de plus de cinq cents élèves d'une école du Bade-Wurtemberg a certes montré des postures anormales lors de la phase de croissance de la prépuberté. Mais une fois la croissance terminée ces postures se sont normalisées – sans qu'on ait besoin d'une thérapie.

L'orthopédiste Marcus Schiltenwolf a décrit plusieurs mythes de sa discipline dans son cours inaugural en tant que professeur du centre hospitalier universitaire de Heidelberg[4]. Ainsi, les médecins considéraient également les jambes arquées comme une déformation, qui conduit à une sollicitation trop forte du cartilage articulaire. Par curiosité scientifique, mais aussi parce que le sujet l'intéressait personnellement, Schiltenwolf s'est mis à la recherche d'éléments montrant "à quelle vitesse des jambes arquées mènent à une arthrose".

Ce n'est qu'après de longues recherches que Schiltenwolf a découvert une publication sur le sujet. Un chirurgien de Bochum avait été chargé par l'Agence allemande de recherche et de sécurité pour la prévention des accidents du travail d'examiner sur un groupe de mille personnes le lien entre un mauvais positionnement de la jambe et une arthrose du genou. Sa conclusion : les gens qui ont des jambes droites présentent un taux d'arthrose légèrement *plus élevé* que ceux qui ont des jambes arquées. Autre découverte très instructive : les participants à l'étude dont le métier sollicitait et usait particulièrement les genoux avaient, après de longues années de travail, dix fois plus de chances d'avoir les jambes arquées que ceux dont les genoux n'étaient pas sollicités. Pour Schiltenwolf, c'est donc l'inverse qui est vrai : ce ne sont pas les jambes arquées qui provoquent une usure des articulations, mais plutôt l'usure des articulations qui donne des jambes arquées.

Les orthopédistes voient également des anomalies dans les pieds de leurs contemporains. Le *pes adductus*, par exemple, est une déviation du pied vers l'intérieur qui le fait ressembler à une faucille. Cela concerne la plupart du temps un seul pied, peut amener les gens à se dandiner – et on s'empresse de le soigner : par des massages, des plâtres, des semelles et, dans le pire des cas, par l'opération du métatarse. Or qu'a-t-on constaté ? Parmi les enfants plus grands qui n'ont été soumis à aucun traitement, le *pes adductus* est rare, et il est quasiment inconnu chez l'adulte. Le taux de rectification spontanée avant l'âge de trois ans est en effet de 96 %. On ne peut toutefois pas savoir quels sont les enfants qui vont faire partie des 4 % restants. Mais ce n'est pas très important : même chez des personnes d'un certain âge ayant un *pes adductus*, les médecins n'ont pu constater de douleurs du pied.

“Mais alors, si presque tous ces pieds connaissent une guérison spontanée, s'étonne le professeur Schiltenwolf, peut-on parler de guérison au sens propre si on effectue un traitement ou si on accompagne un processus spontané par des mesures finalement absurdes, parce que dénuées de but ?”

MANIPULATIONS DOUTEUSES

On estime que la chiropratique (que l'on appelle aussi thérapie manuelle ou ostéopathie) pratiquée sur la colonne vertébrale par des médecins installés, des physiothérapeutes et des maîtres nageurs ayant une formation médicale est un traitement qui intervient 40 millions de fois par an ; il s'agit de l'une des prestations les plus courantes du système de santé allemand. Pourtant, une multitude de travaux et d'études n'ont pas pu montrer que l'efficacité de ces procédés dépasse le simple effet placebo.

Ce qui est incontestablement avéré en revanche, ce sont les dangers de la chiropratique. Le fait de tirer sur le çou du patient a déjà provoqué à maintes reprises une déchirure de la membrane interne de l'artère cervicale, qui a pour conséquence une irrigation insuffisante du cerveau. En Allemagne, selon des estimations, ce sont chaque jour deux personnes qui subissent ainsi un accident vasculaire cérébral entre les mains de leur chiropraticien. Dans de très rares cas, les patients en sont même morts[5]. La Société allemande de lutte contre l'accident vasculaire cérébral met donc expressément en garde contre les "manipulations des vertèbres cervicales[6]".

GUÉRISON SPONTANÉE DES ARTICULATIONS

Il faut parfois une génération de médecins pour qu'une thérapie dont on a déjà reconnu l'absurdité disparaisse complètement de la pratique médicale et des manuels de médecine. Prenons l'exemple de la suture des ligaments déchirés de la cheville. Trois ligaments relient la malléole externe à l'astragale et au calcanéum. Ils maintiennent la cheville, mais ils peuvent se déchirer lorsqu'on se foule le pied. Dans les années 1970, les orthopédistes et les chirurgiens ont commencé à suturer les deux extrémités des ligaments déchirés. Cette intervention empêchait selon eux que les ligaments se distendent. On se disait qu'avec des ligaments distendus la cheville n'était pas suffisamment stable. Que la personne concernée ne cesserait de trébucher et se casserait peut-être la cheville[7].

Il a d'abord fallu perfectionner les méthodes de diagnostic pour pouvoir voir qu'il y avait déchirure des ligaments. On avait l'habitude de faire une radiographie du pied foulé afin de découvrir les petites différences qu'il présentait par rapport au pied bien portant. Cette étape servait de justification à l'opération et satisfaisait tout le monde. L'intervention était presque toujours un succès. Il était rare que la plaie s'infecte. Les patients pouvaient recommencer à faire du sport au bout de quelques semaines.

Les premiers doutes concernant l'utilité de cette opération sont apparus dans les années 1980. Car avant cette vague d'interventions chirurgicales on se contentait d'appliquer une pommade puis de bander la cheville des patients. Si l'on en croyait les affirmations des chirurgiens, ces gens se promenaient avec des ligaments distendus – or on ne voyait jamais ce type de patients. Hans-Martin Sommer, orthopédiste et spécialiste du sport à Heidelberg, a voulu résoudre ce mystère, et a mené une étude auprès de cent sportifs dont les ligaments étaient déchirés. Une partie d'entre eux ont été opérés ; les autres n'ont eu pour tout traitement qu'une pommade de zinc et un bandage.

Au bout d'à peine quelques semaines, les patients qui n'avaient pas été opérés couraient et sautaient avec autant d'agilité que ceux de leurs compagnons d'infortune qu'on avait opérés. Lorsque Hans-Martin

Sommer a présenté ce résultat au cours du congrès des chirurgiens traumatologues qui se déroulait à Berlin en 1986, de nombreux médecins ont réagi avec un haussement de sourcils. Il va de soi que le succès de ces bandages et pommades de zinc n'a guère enchanté les chirurgiens, qui doutaient en outre de leur efficacité sur le long terme. Mais d'autres études sont venues s'ajouter à celle de Sommer, et elles ont confirmé ses résultats. En observant les ligaments déchirés et pleins de sang pendant une opération, on peut effectivement douter de la capacité du corps à ressouder correctement leurs extrémités abîmées. De nombreux sportifs de haut niveau préfèrent ainsi se faire opérer. Et pourtant, on n'a toujours pas la preuve qu'un chirurgien peut rendre cette articulation plus stable qu'un bandage et que les forces naturelles de guérison du corps.

LA PLUS ABSURDE DES OPÉRATIONS A 5 000 DOLLARS

Des techniques inédites et souvent fascinantes ne cessent de créer de nouvelles vagues de traitements. Au début des années 1980 par exemple, la chirurgie peu invasive a entamé une marche triomphale inédite. De nombreuses opérations sont devenues beaucoup plus simples. Ce qui signifiait autrefois un séjour de plusieurs semaines à l'hôpital peut souvent être pratiqué en chirurgie ambulatoire.

Le nombre des examens de l'articulation du genou a sensiblement augmenté avec cette technique. A l'origine, l'arthroscopie était une méthode d'examen destinée aux gens qui avaient des problèmes de genoux. Grâce à elle, les médecins pouvaient découvrir les parties endommagées de l'articulation qui se dérobaient au regard sur les radiographies. A partir du milieu des années 1980, les médecins ont profité de l'arthroscopie pour opérer aussi des ménisques abîmés, des ligaments partiellement déchirés, des inflammations rhumatismales et des cartilages usés.

Il suffit de pratiquer de petites incisions pour laisser passer trois minces canules. Un liquide arrive dans l'articulation par un petit tuyau, et permet de la dilater. Un arthroscope minuscule, muni d'une lampe et d'une caméra vidéo, retransmet les images de l'intérieur du genou sur un écran. Le troisième accès permet d'acheminer des instruments dépliables vers la zone sensible. Il n'y a pratiquement pas de sang, la capsule de l'articulation reste intacte, les petites incisions cicatrisent rapidement.

On recourt très fréquemment à l'arthroscopie lorsque l'articulation du genou est arthrosique, c'est-à-dire usée. Le cartilage s'est résorbé ou est endommagé, et l'on trouve souvent dans l'articulation de petits morceaux de cartilage et des enzymes, qu'on soupçonne d'être à l'origine d'inflammations et de douleurs. Les médecins font passer dans le genou une dizaine de litres de liquide et, le cas échéant, ôtent à l'aide de leurs instruments les petits morceaux de cartilage et égalisent les surfaces rugueuses – et ce qu'on appelle la toilette de l'articulation du genou est terminée.

Celle-ci est devenue l'une des interventions les plus fréquentes en médecine, toutes spécialités confondues. En 2000, plus de 63 000 patients souffrant d'arthrose du genou ont été hospitalisés en Allemagne, et 83 % d'entre eux ont été opérés. Au total, ce sont plus de 180 000 genoux que l'on importune chaque année en Allemagne avec une arthroscopie ; à cela s'ajoutent les centaines de milliers d'interventions pratiquées dans les cabinets médicaux[8]. Aux Etats-Unis aussi, l'arthroscopie est à la mode, et elle nourrit toute une industrie. Plus de 650 000 interventions rapportent chaque année plus de 3,25 milliards de dollars de chiffre d'affaires.

Bruce Moseley est l'un de ceux qui ont été partie prenante de tout cela pendant très longtemps. En tant que médecin de l'équipe nationale de basketball, il soignait les précieux os des joueurs, et en tant qu'orthopédiste au Veterans Affairs Medical Center de Houston, au Texas, il s'occupait d'articulations du genou atteintes de rhumatismes. Ses patients, la plupart du temps des gens d'un certain âge, avaient de l'arthrose, le cartilage de leurs genoux était usé et rugueux. Moseley nettoyait les articulations, lissait les aspérités, et cela faisait du bien à ses patients.

Ambitieux comme il l'était, Moseley a voulu savoir s'il valait mieux se contenter de nettoyer le genou ou s'il était plus efficace de le nettoyer et de lisser le cartilage. Une collègue lui a proposé d'en profiter pour tester l'effet d'une fausse opération. Car elle considérait que le rituel de l'opération était le seul bienfait possible de l'arthroscopie. "Je ne le dis vraiment pas volontiers, a-t-elle déclaré, mais la chirurgie pourrait bien avoir le plus grand effet placebo[9]."

Cette phrase a été le signal de départ d'une des plus grandes études jamais menées sur les opérations placebos. 180 patients souffrant d'une arthrose du genou moyennement grave ont été répartis au hasard dans différents groupes. Bruce Moseley apprenait qui se trouvait dans quel groupe par l'intermédiaire d'enveloppes scellées qu'il ouvrait juste avant l'opération. Le médecin intubait les patients d'un groupe, les anesthésiait et les soumettait à une arthroscopie. Les détails de l'opération à effectuer lui étaient également indiqués par ce biais : il devait tantôt se contenter de nettoyer l'articulation du genou, tantôt, en plus du nettoyage, lisser les aspérités.

Les autres patients, ceux du groupe témoin, étaient endormis par une piqûre. On leur donnait un analgésique puissant et on les alimentait en oxygène à l'aide d'un masque. Moseley faisait trois petites incisions au scalpel sur le genou et bougeait la jambe comme lors d'une vraie opération. Un assistant versait de l'eau dans une bassine pour simuler les bruits de nettoyage. Les patients étaient endormis, mais tout devait avoir l'air aussi vrai que possible.

Tous les patients étaient gardés une nuit à l'hôpital, puis on les laissait rentrer chez eux. Personne n'a su ce qu'on avait fait à ses genoux. Mais c'était sans importance : deux ans après cette expérience, presque tous les patients étaient satisfaits de l'intervention et ils étaient nombreux à n'avoir plus de douleurs, qu'ils aient été opérés ou non[10].

La leçon qu'a tirée Moseley de cette étude édifiante, c'est qu'il vaut mieux économiser les 5 000 euros que coûte une arthroscopie. Les fragments de cartilage disséminés dans l'articulation et les enzymes jouent un rôle négligeable dans l'apparition de douleurs du genou. Cette toilette de l'articulation n'est qu'un onéreux soin de beauté et ne fait que détourner l'attention des facteurs qui jouent un rôle important dans l'apparition de l'arthrose : la faiblesse musculaire et l'obésité. En se musclant et en faisant du sport, chacun peut très concrètement contribuer à préserver la santé de ses genoux. En perdant quelques kilos, on diminue nettement son risque d'avoir un jour de l'arthrose. Et même si l'articulation du genou est déjà usée, "l'activité physique est une alternative sûre et efficace à un traitement médical[11]". Un entraînement modéré atténue les douleurs articulaires, rend la démarche plus sûre et améliore la condition physique.

DES PIQUES CONTRE LA MÉDECINE OFFICIELLE

Les orthopédistes misent de plus en plus sur de petites aiguilles qui leur valent apparemment plus de succès que le répertoire de soins de la médecine officielle. C'est ce que dit en tout cas la plus grande étude au monde portant sur l'efficacité de l'acupuncture. Dans le cadre de l'Initiative des études sur l'acupuncture (German Acupuncture Trials, *Gerac*), ce sont 1 162 personnes souffrant du dos et 1 039 personnes souffrant des genoux qui ont été examinées. Les participants ont été répartis au hasard entre le groupe qui allait suivre une thérapie standard et l'un des deux groupes d'acupuncture. Dans l'un, les aiguilles étaient utilisées selon les principes de la médecine chinoise traditionnelle, dans l'autre, placées à des endroits quelconques et juste légèrement enfoncées dans la peau : il s'agissait donc d'une acupuncture fantaisiste.

Cette étude menée par des universitaires allemands a donné deux résultats très intéressants.

Premièrement : l'acupuncture fantaisiste est presque aussi efficace que le modèle chinois traditionnel. Deuxièmement, la thérapie standard obtient de moins bons résultats que les deux procédés recourant aux aiguilles. Voici ce qu'on observait au bout de six mois pour les gens souffrant du dos : dans le groupe soigné par acupuncture traditionnelle, 47,6 % des gens avaient nettement moins mal, dans celui soigné par fausse acupuncture, c'était le cas de 44,2 % des gens. La thérapie standard avait du mal à suivre : seuls 27,4 % des participants se sentaient mieux. La situation des patients souffrant des genoux n'était guère différente. Les taux de succès de l'acupuncture traditionnelle (51 %) et de la fausse acupuncture (48 %) étaient nettement plus élevés que celui de la thérapie standard (28 %). L'acupuncture apparaît donc comme une bonne alternative. Certains mettent toutefois en doute la validité de cette étude. L'examen de contrôle a en effet été réalisé par des partisans de l'acupuncture. Leurs idées déjà arrêtées les ont peut-être conduits à donner une note trop sévère à la thérapie standard[12].

LES HÉSITATIONS DES ORTHOPÉDISTES

Il est intéressant de voir que les orthopédistes peuvent tout à fait se montrer prudents face à ces traitements ou à d'autres – mais uniquement lorsqu'ils sont eux-mêmes concernés. Le sondage évoqué dans le premier chapitre qui a été mené auprès de 169 médecins en exercice dans toute l'Allemagne montre que la majorité de ces experts refuserait de se soumettre à de nombreux traitements standard s'ils tombaient eux-mêmes malades. Non seulement 83 % des orthopédistes jugent inutile de se faire opérer de leur hernie discale, même en cas de douleurs persistantes (nous y reviendrons en détail dans le chapitre suivant). Mais 74 % d'entre eux ne se soumettraient pas à une opération pour corriger leurs jambes arquées ; 62 % ne toucheraient pas à une verticalisation du col du fémur (coxa valga) ; 74 % des docteurs n'échangeraient sous aucun prétexte une tête fémorale nécrosée et modérément douloureuse contre une prothèse. 64 % d'entre eux renonceraient à une suture de ligaments externes déchirés, et 57 % des orthopédistes interrogés jugeraient inutile de se faire opérer d'un tennis-elbow.

Ces médecins hésitants sont en bonne compagnie. Le philosophe Arthur Schopenhauer (1788-1860) se doutait déjà que c'est la nature qui soigne le mieux certaines maladies qui relèvent de l'orthopédie. Pour lui, “seules les guérisons amenées par la nature elle-même et par ses moyens propres sont entières[13]”.

IX

UN COUP DE BISTOURI DANS LE DOS

QUAND ON A UNE HERNIE DISCALE, LE MIEUX EST PARFOIS D'ATTENDRE

Le teckel et moi avons un point commun : notre dos n'est pas adapté à la vie que nous menons. Le chien a été la victime d'éleveurs sadiques. Quatre petits bouts de pattes qui traînent un corps long comme un cigare, cela déforme la colonne vertébrale. Quant à moi, je suis une victime de l'évolution. Mon dos – et c'est vrai pour tous les êtres humains – est la construction défectueuse la plus douloureuse depuis l'invention de la station verticale il y a quelque six millions d'années.

La première fois que j'ai été assailli par ce mal, c'était en faisant un revers bien bas. J'ai eu un second lumbago l'été suivant, en essayant de monter un escalier avec la machine à laver de ma belle-mère. Ce qui avait commencé avec deux ondes de douleur s'est considérablement intensifié. Deux ans plus tard, en jouant au football sur un gazon mouillé avec mes chaussures de ville, mon dos a littéralement explosé : l'impact a touché la cinquième vertèbre lombaire – c'était le début d'un chemin de croix à l'issue incertaine.

Et je ne suis pas le seul. Des millions de gens se frottent les reins en ce moment même, des milliers de personnes, quelque part en Allemagne, sont clouées à leur lit, rampent sur le sol, n'arrivent même plus à enfiler leurs chaussettes parce qu'elles ont été décimées par un lumbago ou, pire encore, par une hernie discale.

L'une des premières choses que le néophyte apprend, c'est que le mal de dos est un phénomène de masse. Jürgen Krämer, du service d'orthopédie du centre hospitalier universitaire de Bochum, constate qu'"au cours de sa vie tout être humain a au moins une fois mal au dos, si ce n'est plus souvent". Dans le cabinet bondé de notre orthopédiste, dans le nord de Hambourg, nous autres malades du dos gémissons en chœur lorsque, une fois encore, il nous faut passer trois heures dans la salle d'attente. Ma première séance de kinésithérapie a été annulée à la dernière minute parce que le kiné avait un problème de santé – hernie discale. Peu après, un de mes collègues, un vrai patient à risque avec son 1,95 mètre, a été foudroyé alors qu'il se penchait sur sa fille pour lui changer sa couche. Sa femme et sa belle-mère ont amené le colosse immobilisé chez le médecin, qui a mis fin à ses souffrances avec une piqûre.

Les histoires de ce genre démontrent bien que personne n'est à l'abri : on estime que, chaque année, on dépense en Allemagne 20 milliards d'euros pour soigner des problèmes de dos, et qu'on perd 75 millions de journées de travail. Aucune autre maladie ne provoque autant de séjours à l'hôpital que le mal de dos, et, chaque année, plus de 53 000 personnes prennent une retraite anticipée à cause d'un dos en mauvais état. Le disque intervertébral est ce qui coûte le plus cher au système de santé.

Les masseurs et chiropraticiens, kinésithérapeutes et acupuncteurs s'attaquent aux vertèbres cassées ; les fabricants de ceintures de maintien et de bains sulfureux, de pansements lombaires et de fauteuils tirent leur prospérité des dos malades. Et au cœur de cette branche, les orthopédistes opèrent. Cela fait certes des années que leurs directives officielles mettent en garde contre les interventions précipitées, mais beaucoup d'experts des os ne paraissent pas s'en soucier. Des données internes de l'AOK nous révèlent que la médecine devient plus agressive : en 1998, 82 assurés sur 100 000 ont été opérés du dos ; en 2003, ils étaient 127 sur 100 000, ce qui représente une augmentation de plus de 50 %[1].

Rapporté à l'ensemble de la population allemande, cela signifierait que chaque année plus de 104 000 citoyens se font enlever tout ou partie d'un disque intervertébral. La revue *Zentralblatt der Neurochirurgie* estime qu'il y a dix ans il y avait deux fois moins d'opérations du dos (49 000 environ). Tandis que le nombre de grandes opérations à dos ouvert diminue, les interventions de microchirurgie ont le vent en poupe : la plupart du temps, l'incision pratiquée dans le dos ne mesure que trois centimètres.

Ces deux procédés chirurgicaux classiques subissent la concurrence de nombreuses interventions qui se définissent comme étant “peu invasives”. Ce sont surtout des centres médicaux privés qui en parlent comme d'une alternative douce à la chirurgie établie, et ils s'adressent volontiers aux gens souffrant d'un mal de dos modéré. "Interventions ambulatoires dans presque tous les cas" – la clinique Am Ring de Cologne étend avec ce slogan le champ d'application de ces méthodes[2]. "Avec ce traitement doux, fini le mal de dos", nous promet le cabinet du Dr Schneiderhan, à Munich[3].

Un "catalogue d'opérations diverses et variées des disques intervertébraux" *(Münchner Medizinische Wochenschrift)* a vu le jour, qui ne cesse d'être modifié et complété[4]. Tantôt on vaporise le disque cartilagineux intervertébral, tantôt on l'aspire, tantôt on le hache en petits morceaux. Chaque procédé est censé être meilleur que le précédent, tout est en mouvement. Pour Dagmar Lühmann, de l'institut de médecine sociale du centre hospitalier universitaire de Lübeck, "plus personne n'a de vue d'ensemble".

La "prolothérapie" consiste à injecter dans le dos un mélange à base d'eau sucrée, de phénol, de glycérine ou d'un extrait d'huile de foie de morue du nom de morruate de sodium censé déclencher, abracadabra, une guérison spontanée. La nucléotomie endoscopique, la kyphoplastie à ballonnet, la thérapie par radiofréquence focalisée dans l'espace épidural ainsi qu'une douzaine d'autres procédés figuraient au programme d'un cours sur la colonne vertébrale à l'université de Münster. Soixante médecins ont saisi l'occasion d'apprendre ces nouvelles techniques – en les pratiquant sur dix-sept cadavres de l'institut d'anatomie. Depuis, ils s'entraînent sur des sujets vivants.

UNE EFFICACITÉ JAMAIS PROUVÉE

Dans quoi s'engagent les gens qui souffrent du dos ? Mme Lühmann a réalisé pour l'Institut allemand d'information et de documentation médicale (Dimdi), qui siège à Cologne, une analyse longue de deux cent trente-huit pages consacrée aux interventions peu invasives sur les disques intervertébraux[5].

Avec trois collègues, Dagmar Lühmann s'est penchée sur des centaines d'études de cas, s'est informée auprès d'experts, avec des manuels et sur Internet. La conclusion de son étude est dévastatrice. "Les procédés les plus divers ont fait leur apparition dans la pratique médicale, déclare Mme Lühmann, sans qu'il existe de preuve fiable de leur efficacité."

Pour les millions de personnes qui, comme moi, souffrent du dos, cela signifie certes que depuis bien longtemps on s'essaie consciencieusement à des thérapies toujours nouvelles, mais qu'aucun médecin ne peut nous dire honnêtement si cela sert à quelque chose ou pas. Il est étonnant de voir que personne ne contrôle l'efficacité des prestations du système de santé allemand. L'inventivité des docteurs du dos nous fait miroiter un progrès thérapeutique qui n'a apparemment pas eu lieu. James Weinstein, orthopédiste et rédacteur en chef de *Spine*, la plus grande revue consacrée à la médecine du dos, déplore le fait que le diagnostic du mal de dos soit toujours "difficile", et les traitements "confus" et "mystérieux[6]".

Selon Thomas Kohlmann, chercheur spécialisé en santé publique à Lübeck, seule une radiographie sur 2 000 faite en raison d'un mal de dos nous montre la cause de la douleur. "Les 1 999 autres sont pour ainsi dire superflues[7]." Quant à l'orthopédiste américain

Richard Deyo, il affirme que dans 85 % des cas on ne peut pas dire pourquoi le patient a mal au dos.

Pour la majeure partie des gens qui ont mal au dos, la meilleure thérapie est peut-être la plus simple : ne rien faire. Le Dr Krämer, orthopédiste à Bochum, recommande à ses contemporains qui souffrent de continuer à mener une vie aussi normale que possible (avec l'accord de leur médecin). Selon lui, 90 % des patients vont mieux au bout de deux mois, et au bout d'un an, c'est le cas de 99 % d'entre eux. "Nous devrions nous garder d'infliger des cicatrices aux patients avec des interventions inutiles", déclare Krämer.

C'EST BON POUR LE DOS
LES DIX RÈGLES A OBSERVER

1. Faites de l'exercice.
2. Tenez-vous droit.
3. Accroupissez-vous pour vous pencher.
4. Ne soulevez pas d'objets lourds.
5. Répartissez les charges et tenez-les près du corps.
6. Tenez-vous droit quand vous êtes assis et appuyez le haut du corps contre quelque chose.
7. Quand vous êtes debout, ne restez pas les deux jambes tendues.
8. Quand vous êtes allongé, ne restez pas les jambes tendues.
9. Faites du sport, de préférence de la natation (crawl ou dos), de la course à pied ou du vélo.
10. Entraînez quotidiennement les muscles situés le long de la colonne vertébrale.

(D'après le professeur Jürgen Krämer, Bochum)

Cette chaîne que forment les vertèbres et qui contient la moelle épinière est vraiment une construction fragile. Les vingt-trois disques intervertébraux sont autant de coussins tampons répartis sur toute la colonne, qui est en forme de S. Ces anneaux de cartilage faits de collagène amortissent les chocs et confèrent sa souplesse à la colonne vertébrale. Ce ne sont pas les vaisseaux sanguins qui fournissent ces amortisseurs en énergie et en nutriments. Ils se nourrissent comme le font les éponges. A chacun de nos pas, ces disques sont comme essorés. C'est en se dilatant à nouveau qu'ils absorbent des matières nutritives. C'est surtout le cas la nuit, quand on dort. Le matin, on est légèrement plus grand que le soir – ce sont les miracles de la colonne vertébrale.

L'avertissement qu'ont coutume de donner tous les kinésithérapeutes, mais que la plupart des gens n'entendent que lorsque cela a déjà fait crac, vient de cette ressemblance avec l'éponge : "Le disque intervertébral a besoin de mouvement pour vivre !" Faire du jogging (sur un sol souple), du vélo (avec le bon guidon, sans avoir le dos rond), et nager (mais pas la brasse) font partie de ces sports que nous aurions tous été bien inspirés de pratiquer avant la grande explosion. Ils massent les disques intervertébraux et leur permettent de rester souples plus longtemps.

LA TRAGÉDIE DU PREMIER PAS

Même en suivant tous ces conseils, on ne peut arrêter le déclin. La tragédie commence avec le premier pas que fait le petit d'homme. Les disques intervertébraux de la partie inférieure de la colonne, si vitreux au début, présentent déjà “rapidement des fissures, un relâchement”, constate le Dr Krämer, de Bochum[8].

De nombreuses personnes, entre cinquante et soixante ans, vont vers une dégénérescence totale de ces coussins intervertébraux. Quant au processus de vieillissement, tôt ou tard, il touche chacun d’entre nous : les disques intervertébraux perdent de leur teneur en eau et se tassent. Les vertèbres se rapprochent en particulier au niveau des lombaires, et la pression exercée sur les petites articulations des vertèbres augmente. Des mouvements que l’on faisait autrefois sans le moindre effort sont soudain douloureux – on appelle syndrome des facettes articulaires ce mal très répandu. Le tassement de la colonne vertébrale peut en outre étrangler les endroits d’où les fibres nerveuses partent de la moelle épinière. La douleur irradie alors dans les parties des jambes alimentées par ces nerfs rétrécis.

Une personne qui soulève une caisse de bouteilles d’eau avec le dos rond et en effectuant une rotation commet un acte d’automutilation. Des biomécaniciens de l’université d’Ulm ont mesuré que rien qu’en soulevant mal une charge la pression dans les disques intervertébraux passe de 5 bars (position debout et détendue) à 23 bars[9]. Ce qui équivaut à plus de dix fois la pression qu’il y a dans le pneu d’une voiture. Si à cela s’ajoute encore un mouvement de rotation, les disques intervertébraux sont broyés – comme si on ne cessait de faire monter et descendre un trottoir aux pneus d’une voiture.

Comme un pneu, le disque intervertébral se compose de plusieurs éléments. Un anneau fibreux enserre un noyau mou. Or si une usure détruit cet anneau, le disque n’est plus qu’un corps gélatineux sans tension interne. Comme un pneu à moitié gonflé, il se déplace vers l'avant (protrusion), devient instable, va heurter les fibres du nerf sciatique, qui partent du bas de la région lombaire, et c'est la sciatique !

Quand il y a hernie discale (prolapsus), l'anneau fibreux se fissure carrément. Le noyau gélatineux déborde et, s'il rencontre un nerf, il agit comme un poison. Les substances biochimiques contenues dans le disque provoquent une inflammation extrêmement douloureuse. A cela s'ajoute la pression mécanique. Elle s'exerce souvent sur les fibres nerveuses qui vont jusque dans les jambes. On peut avoir une sensation d'engourdissement dans la cuisse, et cela peut même aller jusqu'à une paralysie ou un dysfonctionnement de la vessie. “La hernie discale ne tue pas, jugèrent autrefois des médecins français, mais elle empêche de vivre.”

Au début du siècle dernier, les médecins accusèrent l'insignifiante articulation sacro-iliaque d'en être la cause, et ils la fixèrent à l'aide de vis. La faute fut ensuite rejetée sur la “coccygodynie”, une mystérieuse maladie nerveuse du coccyx. On se mit donc à amputer cet os, qui était en réalité innocent[10]. Les pieds plats et la goutte, la syphilis et les abcès des sinus maxillaires furent eux aussi considérés comme la racine du mal.

LA DYNASTIE DE L'ABLATION DES DISQUES INTERVERTÉBRAUX

Ce n'est qu'en 1934 que les médecins de Boston William Mixter et Joseph Barr ont annoncé, dans le *New England Journal of Medicine*, que les responsables du mal étaient des disques intervertébraux en mauvais état[11]. La période qui suit cette découverte révolutionnaire est qualifiée par les historiens de la médecine de “dynastie du disque” ; elle est placée sous le signe de l'ablation chirurgicale du disque intervertébral malade, la discectomie.

Au début, les incisions faisaient quinze centimètres de long et, comme la radiographie n'était pas encore une technique très perfectionnée, les chirurgiens devaient fouiller assez longtemps la plaie sanglante avant de trouver le disque endommagé. Pour l'atteindre, on sciait même la plupart du temps l'arc vertébral et l'apophyse épineuse. On peut lire dans un manuel qu'aucune autre branche de la médecine n'a transformé autant de gens en épaves que la chirurgie de la colonne vertébrale.

Cette méthode a certes été considérablement perfectionnée, mais le principe est resté le même. On pratique une incision dans le dos, puis on déplace la musculature sur le côté, jusqu'à ce que la colonne vertébrale et les apophyses épineuses soient visibles. Lors de la variante microchirurgicale de cette intervention, qui est de plus en plus souvent employée, les médecins pratiquent des incisions aussi petites que possible et ils enlèvent les parties du disque qui dépassent en observant l'intervention au microscope (grossissement : huit à dix fois). Ce procédé permet de stopper la pression exercée sur les fibres nerveuses.

Dans de nombreux cas, cette opération est une bonne chose, et elle doit être pratiquée immédiatement. Par exemple lorsqu'on ne contrôle plus sa vessie ou son sphincter. En règle générale, il y a eu une hernie multiple, qui exerce une pression menaçante sur les nerfs de la région du bassin. De même, lorsque les muscles ne répondent plus, que l'on ne peut plus lever un pied par exemple, et que d'autres paralysies interviennent, les médecins doivent opérer tout de suite. Pour le professeur Krämer, orthopédiste à Bochum, lorsque le mal de dos s'accompagne de poussées de fièvre, il s'agit également d'une "alerte rouge". Car il y a probablement infection de la colonne vertébrale. Mais des tumeurs cancéreuses peuvent elles aussi coincer les nerfs du dos[12]. En règle générale, M. Krämer met cependant en garde contre les interventions inutiles. Le professeur ne considère pas forcément qu'une sensation d'engourdissement de la cuisse, l'absence de réflexes, une sciatique ou une paralysie légère des orteils constituent un motif impérieux d'opération.

Car une intervention sur le système sensible qu'est la colonne vertébrale est toujours grave. Il faut déplacer les tissus musculaires qui se sont attachés à la colonne, ce qui affaiblit davantage une musculature dorsale souvent atrophiée. En outre, des cicatrices se forment sur les tissus lésés et peuvent elles aussi gêner les fibres nerveuses et provoquer des douleurs. L'ablation de tissus dérange encore davantage le fonctionnement du disque intervertébral. Il perd de la pression, se tasse et ne stabilise plus aussi bien les vertèbres voisines. C'est un cercle vicieux : l'opération elle-même favorise le processus de dégénérescence déjà en marche, et il est parfois nécessaire d'intervenir à nouveau.

Le bilan de la discectomie est plutôt sombre. Juste après l'intervention, ce sont certes 80 % des personnes opérées qui se réjouissent de ce que leur mal de dos a disparu, ou de ce que leurs souffrances ont nettement diminué. Mais avec le temps beaucoup de gens voient les douleurs revenir. 40 % des interventions ouvertes s'avèrent être des échecs ; quant à la variante microchirurgicale, près de 12 % des opérations ne sont finalement d'aucune utilité et peuvent même aggraver le mal.

Ce traitement a même engendré sa propre maladie : le "syndrome post-discectomie". Rien qu'en Grande-Bretagne, où l'on n'opère pourtant pas beaucoup, la médecine produit chaque année 2 000 nouveaux cas. "Souvent, les patients sont jeunes et menaient une vie très active, peut-on lire dans le *British Medical Journal*, et les voilà maintenant avec des années de souffrance chronique devant eux[13]."

Seule la paraplégie est plus grave. Il est certes quasiment exclu qu'un chirurgien coupe la moelle épinière avec ses ciseaux ou son scalpel. Cependant, il arrive parfois que la plaie s'infecte et que des bactéries détruisent les fibres nerveuses.

Faut-il dès lors s'étonner de ce que les orthopédistes, quand il s'agit de leurs propres disques intervertébraux, acceptent un traitement par la chaleur et le contact des mains d'une kinésithérapeute, mais qu'ils ont peur du scalpel de leurs collègues ? Un sondage mené auprès de 229 neurochirurgiens et orthopédistes participant à un congrès sur la colonne vertébrale qui se déroulait en Angleterre a révélé qu'aucun des docteurs présents ne s'était jamais fait opérer pour un mal de dos[14].

L'opération d'un disque intervertébral n'est souvent que le galop d'essai d'interventions ultérieures. 3 à 14 % des personnes opérées se plaignent de douleurs tellement vives qu'on leur ouvre bientôt à nouveau le dos. Souvent, les vertèbres de la région douloureuse sont alors reliées entre elles par des vis et des plaques longitudinales. On ne peut jamais dire à l'avance si une opération de raidissement de la colonne vertébrale (que l'on appelle aussi "spondylodèse") va faire disparaître durablement la douleur. Cette technique met certes fin au glissement des vertèbres, et les médecins parlent de "bons résultats" dans 70 à 80 % des cas. Mais ils évoquent en même temps les inconvénients de cette opération : la région lombaire se raidit, ce qui sollicite davantage les disques intervertébraux voisins. La thérapie de fusion des vertèbres reste donc par principe la dernière option.

La première étude comparative de fond sur cette thérapie n'est guère enthousiaste. Près de 350 personnes qui se plaignaient depuis un an de fortes douleurs au dos y ont participé. La moitié des patients a été opérée selon cette technique. Les autres ont reçu un traitement classique, avec entraînement musculaire et séances de kinésithérapie. Ils ont également bénéficié d'un suivi psychologique visant à leur redonner le moral et à les rendre optimistes. Au bout de deux ans, les participants ont été soumis à un examen de contrôle et interrogés : les gens qui avaient été opérés n'allaient pas mieux que ceux qui ne l'avaient pas été. Et ce n'est pas tout : dans 19 cas, l'intervention a provoqué des complications, et 11 patients ont même dû être réopérés.

En général, les participants, opérés ou non, allaient mieux qu'au début de l'étude, deux ans auparavant. Les chercheurs sont d'avis que cette évolution favorable reflète peut-être simplement l'évolution naturelle du mal[15].

L'intervention est parfois un échec cuisant. Jan Brüns, de Brême, s'est vu implanter l'année de ses soixante-six ans un système à base de vis et de plaques. Comme les douleurs n'ont fait qu'empirer, les médecins lui ont ôté tous ces instruments en titane et l'ont renvoyé chez lui avec un dos en compote, un déambulateur et un corset en plastique.

ON NE MÉNAGE PAS LE PATIENT

Ces scénarios d'horreur sont la meilleure publicité pour ceux qui proposent des techniques qui prétendent ménager le patient. Parallèlement, cette branche recrute activement sa clientèle parmi les gens bien portants mais inquiets. Une clinique privée de Siegburg, en Rhénanie-du-Nord-Westphalie, me propose ainsi un "arpentage en trois dimensions de la colonne vertébrale, sans rayons X et peu onéreux[16]". Quant à l'Association des radiologues et des spécialistes de médecine nucléaire, qui siège à Ditzingen, elle essaie de m'enthousiasmer pour la résonance magnétique nucléaire (RMN). Selon un communiqué de presse, cette technique permettrait de "voir jusqu'aux plus petits changements des vertèbres, même à un stade précoce[17]".

L'élargissement du diagnostic fait disparaître à terme l'idée qu'on puisse avoir un dos en bonne santé. Car même les adultes qui n'ont absolument pas mal au dos ont plein de défauts quand on les observe à l'appareil RMN : deux tiers d'entre eux ont des disques intervertébraux dangereusement déplacés vers l'avant, un tiers a même des disques qui ont éclaté.

Le dos est un véritable champ de bataille qui favorise les diagnostics erronés et les opérations superflues. Au cours d'une étude classique, on a présenté à des cardiologues et à des orthopédistes, pour qu'ils donnent leur avis, des centaines de radiographies et d'images de scanner. Dans plus de 30 % des cas, ces docteurs du dos ont cru découvrir une modification pathologique, et ils ont conseillé d'opérer. Or on avait joué un tour à ces médecins : les clichés étaient ceux d'étudiants en parfaite santé[18]. Richard Deyo, de l'université de Washington à Seattle, s'inquiète de l'élargissement du diagnostic des maladies du dos. Selon lui, il est possible que le dépistage de "déviations fortuites" entraîne des "interventions inutiles, que l'on n'aurait jamais pratiquées autrement[19]".

Les innombrables traitements appliqués aux gens qui souffrent du dos se basent la plupart du temps sur des principes qui ont l'air tout à fait sensés. Ce qui ne les empêche pas, souvent, de partir en fumée quand on y regarde de plus près. Ainsi, une usure normale peut provoquer l'apparition d'inclusions gazeuses dans les disques intervertébraux et le canal spinalien. Selon Dieter-Karsten Böker, neurochirurgien au centre hospitalier universitaire de Gießen, le fait d'aspirer ces bulles de gaz doit être considéré comme une "pure charlatanerie". Car ces petites bulles ne peuvent absolument pas provoquer de douleurs. Chose bizarre : d'autres médecins injectent volontairement du gaz dans le dos, et vendent cela comme une thérapie. Un mélange d'oxygène et d'ozone est censé assécher les tissus du disque intervertébral et les soigner en le faisant rétrécir – cela aussi, ce n'est que du vent.

Le fait que chaque médecin nous raconte autre chose que ses collègues est une croix supplémentaire à porter pour les gens qui, comme moi, souffrent du dos. Il nous est très difficile de reconnaître les charlatans. Ce sont Dagmar Lühmann et trois de ses collègues de l'institut de médecine sociale du centre hospitalier universitaire de Lübeck qui se sont livrées à l'observation la plus complète à ce jour du chaos de la médecine du dos. Ces chercheuses en santé publique ont rassemblé et évalué des centaines d'études et de descriptions de cas trouvées dans des banques de données, sur Internet et dans des revues spécialisées – la majeure partie de ces documents était bonne à jeter. Les médecins avaient certes soigneusement décrit des séries de cas et des résultats encourageants, mais ils avaient la plupart du temps oublié le plus important : comparer les méthodes dont ils faisaient la promotion avec les procédés standard établis[20].

Cela n'avait été fait que très rarement. Et les études réalisées selon ce principe ne disaient elles non plus presque rien : les symptômes des personnes observées étaient en effet tellement divers qu'on ne pouvait finalement apporter aucune réponse à la question décisive, à savoir lequel des traitements était le meilleur. Le rapport de Lübeck déplore aussi la façon dont on a évalué les résultats des diverses thérapies. Les médecins se sont en effet contentés des catégories "succès" et "échec". Les publications ne disaient cependant pas comment ils en étaient arrivés à l'un ou l'autre avis.

Au total, douze études seulement permettaient de tirer des conclusions quant à l'efficacité de trois méthodes décrites.

- Lors de la discectomie lombaire percutanée automatisée (DLPA), une petite incision permet d'acheminer un tuyau jusqu'à l'intérieur du disque intervertébral. Au bout de ce tuyau tourne un petit scalpel (la "guillotine"). Le noyau du disque est coupé en morceaux qui sont ensuite aspirés – avec des résultats catastrophiques : dans 71 % des cas, l'opération n'a eu aucun succès. En réitérant la procédure, le taux de succès atteignait certes les 65 %. Mais ces résultats restaient nettement en deçà de ceux de la microchirurgie, dont le taux de réussite était de 80 %. Afin de ne pas mettre davantage en danger les patients participant à ce test, l'étude a été interrompue.
- La chimionucléolyse, qui passait autrefois pour une thérapie-vedette, se voit un peu réhabilitée. Cette technique consiste à injecter dans le disque une enzyme digestive appelée chymopapaïne. Elle provoque la dissolution chimique du cartilage, ce qui est censé mettre fin aux douleurs du patient. Cette méthode est tombée en disgrâce par peur de réactions allergiques et d'inflammations de la moelle épinière. Le rapport de Lübeck juge cet argument "infondé". Car il n'y a eu de graves allergies que dans moins de 1 % des cas. Des décès sont intervenus dans 0,07 % des cas aux Etats-Unis, et il n'y en a pas eu en Europe. En revanche, la chimionucléolyse n'obtient pas de meilleurs résultats que la microchirurgie standard.
- Au cours d'interventions endoscopiques, les médecins travaillent avec des instruments à long manche qu'ils acheminent vers le disque intervertébral en passant par une petite incision. Deux études comparatives "n'ont pu trouver de

différence significative dans les taux de «réussite» cliniques entre la technique endoscopique et la technique standard", nous révèlent les chercheuses de Lübeck. Les personnes opérées avec la technique endoscopique recommençaient toutefois plus tôt à travailler.

"Il n'est cependant guère possible d'émettre un jugement sur l'endoscopie", déplore Dagmar Lühmann. Comme autant de caméléons, des techniques toujours nouvelles arriveraient sur le marché : un docteur introduit dans le dos une sorte de longue-vue rigide, un autre un tuyau souple. Presque tous les médecins et toutes les cliniques n'en font qu'à leur tête. Et on ne se penche pas sur l'efficacité réelle de toutes ces pratiques.

Les chercheuses de Lübeck ne sont nullement opposées à toute nouvelle technique. "Il va de soi qu'il faut suivre de nouvelles pistes", déclare Mme Lühmann. Mais ces expérimentations ne devraient pas avoir lieu sans aucun contrôle, comme c'était le cas jusqu'alors ; elles devraient se dérouler dans le cadre d'études cliniques comparatives. "Il serait sensé que les caisses d'assurance maladie ne prennent en charge des thérapies expérimentales du dos que lorsque celles-ci se déroulent dans le cadre d'une étude clinique."

LE TEMPS GUÉRIT BIEN DES BLESSURES

Le moral des gens qui souffrent du dos joue un rôle extrêmement important dans la façon dont ils réagissent aux différents traitements. Les gens qui, pour une raison ou pour une autre, ne sont pas bien dans leur peau ont tendance à continuer à se plaindre après une intervention. Des soucis au travail, une tendance à la dépression, l'attente d'une retraite anticipée et le manque d'activité physique sont autant de facteurs dont les médecins estiment qu'ils s'opposent au succès d'un traitement. La personne qui souffre d'un mal de dos aigu est souvent hypersensible. Lorsque le docteur soigne le moral de son patient en lui faisant des compliments sur l'état de sa colonne vertébrale, c'est déjà un premier pas vers la guérison, constate la revue *Ärztliche Praxis*, qui donne ce conseil aux soignants : "Il est préférable de ne pas évoquer ce qui apparaît fréquemment et n'a rien de grave (comme les modifications dégénératives et les légères scolioses)[21]."

Parler au lieu de faire passer une radio – voilà ce que plaident également des médecins anglais dans le *British Medical Journal*. Ils ont comparé 210 patients que l'on avait envoyés à l'hôpital pour passer une radio à 211 autres qui n'ont pas subi cet examen. Tous ces patients ont par ailleurs reçu un traitement médical semblable. Résultat : les patients qui avaient passé une radio s'estimaient certes soignés de manière plus compétente, mais l'étude montrait que le procédé ne présentait "aucune efficacité clinique". Au contraire : "Les résultats donnent à penser que leurs douleurs persistent plus longtemps." Ce serait la faute de la radiographie : voir des disques intervertébraux endommagés ne ferait que conforter les patients dans leur sentiment d'être vraiment mal en point[22].

Jürgen Krämer, orthopédiste à Bochum, craint même que les médecins ne puissent littéralement "traumatiser" les patients s'ils dramatisent leur mal de dos. “Les gens qui ont une hernie discale à trente-cinq ans vont se dire qu’ils seront bientôt paraplégiques, déclare Krämer. Nous devons leur ôter cette crainte.”

Pour ce faire, le professeur parle volontiers des étonnantes capacités de guérison naturelle du dos : car non seulement, dans presque tous les cas, les douleurs s’atténuent nettement au cours des mois qui suivent une hernie discale ; mais les cellules du système immunitaire considèrent les parties saillantes du disque comme un corps étranger et peuvent le dissoudre à l’aide d’enzymes – c’est une guérison spontanée. Au cours d’une étude classique, on a comparé entre elles plus de 200 personnes qui avaient eu une hernie discale. Certaines ont été opérées, d’autres non. Au bout d’un an, les patients opérés se sentaient mieux que les autres. Mais au bout de quatre, puis dix ans, les différences avaient disparu.

Le “phénomène de la liste d’attente” nous montre lui aussi que le temps guérit bien des problèmes de dos. Dans les années 1980, le service d’orthopédie du CHU de Bochum a commencé à pratiquer la chimionucléolyse. Cette technique a suscité un tel engouement qu’on a dû mettre de nombreux patients sur une liste d’attente. Lorsque, au bout de deux ou trois mois, les orthopédistes pouvaient enfin proposer leurs services à des personnes qui avaient vraiment l’air désespéré, elles n’en avaient plus besoin – les douleurs avaient disparu d’elles-mêmes[23].

Les désagréments causés par l’usure des disques intervertébraux disparaissent généralement tout seuls, mais lorsqu’on a un mode de vie trop sédentaire et que l’on soulève mal des charges, ils peuvent provoquer de fortes douleurs, en particulier chez les gens d’âge moyen. Le vieux conseil selon lequel il faut garder le lit quand on a très mal au dos est dépassé. Au contraire : le mouvement est la meilleure thérapie pour éviter que les douleurs n'augmentent de façon dramatique et pour se sentir bien dans son corps.

Et la nature est en mesure de consoler presque toutes les victimes d'une hernie discale. Plus un être humain vieillit, moins son dos va le tracasser. Un jour, les disques intervertébraux sont tellement secs qu'ils ne peuvent plus guère glisser. En outre, entre cinquante et cinquante-cinq ans, la colonne vertébrale s'ossifie davantage. Les lumbagos qui touchent les personnes jeunes ou d'âge moyen disparaissent. Les orthopédistes parlent d'un "raidissement bénéfique de la colonne vertébrale avec l'âge".

Une perspective agréable, pour moi aussi, quand cela coince à nouveau et que je me remémore le temps que j'ai passé à me faire réparer. "Vos disques sont foutus, protrusion L4, hernie L5", m'avait dit le médecin chez qui j'avais passé des heures debout dans la salle d'attente parce que j'avais trop mal au dos. Il m'a envoyé dans un centre de rééducation, où des masseurs et des professeurs de sport m'ont remis en état.

Toutefois, le médecin de ce centre, après avoir jeté un œil sur mes radios, a émis un diagnostic bien différent : "Je suis désolé, mais même avec la meilleure volonté je ne vois pas de hernie." Mes disques intervertébraux détiennent donc toujours le secret de ce douloureux incident qui a touché mon dos.

X

DROIT AU CŒUR

L'ESSOR DE LA CARDIOLOGIE INTERVENTIONNELLE

En 1768, le médecin anglais William Heberden décrivait au Royal College of Physicians de Londres une maladie d'un genre nouveau, qu'il observait de plus en plus souvent chez ses contemporains :

"Les personnes concernées sont prises, en marchant et en particulier lorsqu'elles marchent après le repas, d'une sensation douloureuse et incroyablement pénible dans la poitrine, qui leur donne l'impression que leur dernière heure va arriver si elle s'intensifie ou si elle perdure. Dès que ces malades s'immobilisent pour se reposer, cette douleur disparaît[1]."

Ce sont là les symptômes classiques d'une angine de poitrine. S'il s'agissait à l'époque d'une curiosité médicale, les cardiopathies coronariennes comptent aujourd'hui parmi les maux les plus répandus dans les pays industrialisés. Rien qu'en Allemagne, quelque 70 000 personnes succombent chaque année à un infarctus, et la cardiologie est une branche de l'industrie qui connaît une croissance constante.

Les Allemands ont dépensé 53 milliards d'euros en 2002 en traitements de maladies du cœur, ce qui représente 16 % des dépenses de santé pour cette année.

Les nouveaux jouets des radiologues sont des scanners très performants que l'on est en train d'installer un peu partout dans le monde occidental. Pour à peine dix secondes passées immobile, en position horizontale, dans un de ces tuyaux, l'être humain se voit présenter le bilan de toutes les menaces qui guettent son cœur : plaques de graisse, vaisseaux sanguins rétrécis ou dépôts calcaires. Ces appareils magiques travaillent tellement vite qu'ils parviennent à produire des images parfaitement nettes d'un cœur qui bat. La précision des clichés est de l'ordre de 0,4 millimètre. Cardiologues et radiologues parlent d'une révolution de la cardiologie. "L'avenir du diagnostic cardiaque a commencé", s'est enthousiasmée la *Münchner Medizinische Wochenschrift*[2].

Ces scanners ultra-rapides sont capables de détecter des dépôts calcaires ou graisseux dans les vaisseaux coronaires (artériosclérose) alors même que le patient ne remarque encore rien du processus qui s'est enclenché dans ses artères, et qui est au début parfaitement indolore. Les médecins du CHU de Großhadern, à Munich, s'interrogent déjà officiellement sur la pertinence de mettre "à la disposition du plus grand nombre" ce nouvel "examen coronaire". Dans les cliniques privées, cela fait longtemps que les scanners du cœur sont en vogue. Et on propose également un examen du cœur réalisé par un appareil à résonance magnétique nucléaire. Avec cette méthode, le patient doit certes rester allongé dans l'appareil pendant trente à quarante minutes, mais ce procédé n'a pas recours aux rayons X, mauvais pour la santé.

S'il peut paraître sensé d'observer le cœur dans ses moindres recoins, il n'est pas sûr que faire passer un examen de révision à tout le monde prolonge des vies. On n'a aucune preuve clinique de l'utilité d'une telle mesure. Le scanner du cœur pourrait plutôt devenir un exemple de diagnostic toujours plus précis qui entraîne des personnes bien portantes dans les filets de la médecine.

Ce qui dérange Erland Erdmann, qui dirige le service de cardiologie du centre hospitalier universitaire de Cologne, c'est surtout que l'on examine au scanner le cœur de gens qui n'ont absolument aucun symptôme. "Cela peut avoir pour conséquence que l'on découvre et que l'on traite des problèmes que l'on ne serait pas obligé de soigner[3]." Il estime en outre qu'à partir d'un certain âge le scanner transforme tous ceux qui s'y soumettent en malades. Il faut dire que presque tout le monde, au-delà de soixante-dix ans, a du calcaire dans le cœur. Le cardiologue américain Steven Nissen, de la Cleveland Clinic, dans l'Ohio, exige même qu'une loi vienne réguler cet emploi du scanner : "Pour moi, c'est un cauchemar qui devient réalité. Je crains qu'il ne devienne difficile de contrôler cette méthode et qu'elle ne ruine notre système de santé[4]."

Or de nombreux éléments permettent de croire que le triomphe du scanner du cœur n'est pas loin. Les appareils ultra-perfectionnés de quatre firmes, Siemens, Philips, Toshiba et General Electric, se disputent déjà le marché mondial (avec un prix à l'unité allant de 1,2 à 1,5 million d'euros). Les grands centres hospitaliers universitaires ont déjà acquis les premiers appareils – souvent pour se pencher sur l'efficacité de cette méthode. C'est maintenant au tour des cabinets privés de s'équiper – pour doper leur chiffre d'affaires.

UN VOYAGE VIRTUEL DANS LE CŒUR

Les modèles de la dernière génération sont les “scanners soixante-quatre barrettes”. Tandis que le patient retient sa respiration pendant dix secondes, un appareil à rayons X effectue une rotation rapide autour de son corps (un tour ne dure que 0,37 seconde). L'appareil divise l'objet de son observation, un être en chair et en os, en coupes de quelque 0,4 millimètre d'épaisseur qu'il photographie chaque fois sous soixante-quatre angles différents. Les coupes sont ensuite superposées par un logiciel. On obtient sur ordinateur une image en trois dimensions de la partie du corps qui a été scannée. Le médecin peut la consulter tranquillement sur son écran, en agrandir certaines parties pour chercher des anomalies – par exemple des polypes dans l'intestin, qui peuvent représenter un risque de cancer.

Cependant, c'est surtout pour les histoires de cœur que ce scanner soixante-quatre barrettes constitue sans aucun doute un progrès technique. On est désormais capable de figer le cœur dans son mouvement rapide (qui l'est d'autant plus chez les patients nerveux). Les caisses d'assurance maladie ne prennent pas en charge cette inspection controversée sur le plan médical, et les patients doivent donc la payer de leur poche (en Allemagne, elle leur coûte environ 500 euros). Si l'on en croit Wolfgang Lemmen, radiologue à Wuppertal, cela ne fait pas baisser la demande : "On reçoit même des gens qui viennent du Sud de la France ou de Suède."

Le développement de l'examen au scanner des personnes en bonne santé déclenche les critiques : que va-t-on faire des gens, de plus en plus nombreux, qui se sentent bien mais dont le scanner du cœur a révélé une anomalie ?

Voilà exactement la question que se pose un manager de soixante et un ans, à Cologne, qui était passé chez le radiologue pour faire un check-up. Il se retrouve avec un "rapport" long de deux pages, qui l'angoisse au plus haut point. On peut y lire qu'on a trouvé dans son cœur "une grande quantité de dépôts calcaires". Ce qui est "associé à un risque d'accident cardiovasculaire moyen à élevé dans les deux à cinq ans à venir[5]".

Erland Erdmann ne connaît que trop ce genre de cas : "Chaque semaine, au moins un patient vient me voir parce qu'il a passé un scanner du cœur je ne sais où et qu'il est inquiet." Le professeur ne remet nullement en question le fait que, statistiquement, une quantité importante de calcaire va de pair avec un risque plus élevé d'infarctus. Toutefois, le cardiologue explique également à ses patients que cette valeur ne dit malheureusement rien sur le risque individuel d'infarctus. Pour le professeur Erdmann, "on peut très bien avoir une grande quantité de calcaire dans le cœur sans que les vaisseaux soient rétrécis".

Cela ne rassure pas la personne concernée. Erdmann prophétise que pour en avoir le cœur net nombre des patients chez qui on a constaté une anomalie vont demander un examen complémentaire. Là encore, le recours à la médecine entraîne le recours à la médecine.

UN TUYAU DANS LE CŒUR

Dans le cas du scanner du cœur, la prochaine étape est l'examen diagnostique du cœur à l'aide d'un cathéter ; une méthode que l'on emploie déjà en Allemagne bien plus souvent que cela n'est vraiment justifié d'un point de vue médical. Les médecins introduisent une aiguille creuse dans l'artère fémorale au niveau de l'aine. Cela leur permet d'acheminer jusqu'au cœur un mince tuyau flexible (le cathéter) par lequel ils injectent un produit de contraste qui se mélange au sang, avant de radiographier le cœur. Cette méthode fait apparaître plus facilement que le scanner les rétrécissements éventuels.

Mais cette manœuvre est loin d'être inoffensive : dans un cas sur cent, il y a des complications, parfois graves. Le tuyau placé dans le cœur dérange les impulsions électriques du muscle cardiaque, ce qui peut perturber son rythme. Dans le pire des cas, il s'arrête même définitivement de battre. Environ un patient sur mille meurt à cause de cette intervention.

Si l'on rapporte ce chiffre à l'Allemagne, le nombre de victimes que fait cet examen chaque année équivaut au nombre d'habitants d'un village, soit 650 personnes. Ce taux est le plus élevé au monde, les médecins allemands sont ceux qui recourent le plus souvent au cathéter (par rapport à la population totale). 35 680 examens de ce type ont été menés en 1980 en RDA et en RFA ; en 2003, ce chiffre était passé à 655 000 pour toute l'Allemagne, le nombre d'interventions a donc été multiplié par 18[6]. Chaque intervention lui rapportant environ 810 euros, le marché du cathéter représente aujourd'hui un chiffre d'affaires annuel de 531 millions d'euros[7]. (Il existe cependant une autre source de revenus, encore plus importante, sur laquelle nous allons nous pencher tout de suite). La Société allemande de cardiologie n'aime manifestement guère parler de cette manie du cathéter. Lorsque des chercheurs en santé publique lui ont demandé de dire combien d'examens au cathéter avaient été effectués en 2000, la société a tout simplement donné le chiffre bien plus bas de 1993[8].

Aujourd'hui, plus personne ne conteste sérieusement le fait qu'en Allemagne on importune systématiquement les gens avec un examen du cœur au cathéter, alors qu'il n'y a aucune raison médicale de le faire. En Suisse, par exemple, on pratique un tiers d'examens en moins (par rapport à la population totale), ce qui n'empêche pas les Helvétiques de mourir moins souvent d'un infarctus.

En Allemagne, un examen sur deux n'est suivi d'aucune mesure thérapeutique. Et il s'avère même, dans un tiers des cas, que les personnes examinées ont un cœur en parfaite santé. On aurait pu leur épargner une intervention risquée – si elle n'avait pas été aussi lucrative. "En deçà de mille examens par an, l'appareillage n'est pas rentable, admet Eckart Fleck, du centre de cardiologie allemand à Berlin, voilà pourquoi on en fait jusqu'à ce que cela vaille le coup[9]."

Certaines branches de la médecine donnent l'illusion qu'elles ont enrayé telle ou telle maladie, alors qu'il n'en est rien. Le traitement des cardiopathies coronariennes en est un exemple classique. Cela fait des décennies que les médecins donnent l'impression aux gens qu'ils sont sur le point de venir à bout de ces maladies très répandues. Les chirurgiens opérant au laser, que nous avons évoqués au début de cet ouvrage, s'inscrivent dans une longue tradition :

Au siècle dernier, Claude Beck crut avoir bientôt vaincu l'infarctus. Ce médecin américain ouvrait le thorax des malades du cœur puis dégageait le muscle cardiaque. Il pratiquait des incisions à la surface de la pompe et versait des poudres de compositions diverses dans la plaie. Le mélange contenait parfois du talc ou du sable, parfois de l'amiante, du phénol, du nitrate d'argent, de l'éther ou de la poudre d'os[10].

Avec ces poudres, le professeur Beck voulait irriter le muscle cardiaque et lui infliger des cicatrices : en se formant, elles réactiveraient l'irrigation sanguine du cœur sclérosé et, ainsi, préviendraient un infarctus. Par la suite, Beck s'est même mis à boucher certains vaisseaux sanguins, faisant circuler le sang en sens inverse.

Un patient sur quatre, voire sur deux, mourait pendant ou juste après l'opération de Beck, mais le médecin restait attaché à sa méthode. Ce qui nous paraît absurde et dangereux aujourd'hui passait à l'époque pour salutaire. Beck (1894-1971) n'avait pas à craindre la critique. Au contraire, il a été l'un des grands chirurgiens cardiothoraciques de son temps. Lors du IVe congrès international consacré aux maladies des organes du thorax qui s'est tenu à Cologne en août 1956, le professeur, dont les propos ont été consignés par un chroniqueur, a parlé d'un "nouveau traitement des vaisseaux coronaires par une opération qui a fait sensation dans le milieu médical[11]".

Des médecins canadiens ont également fait parler d'eux dans les années 1950. Ils ouvraient le thorax de gens souffrant d'une angine de poitrine et perçaient un petit trou dans le muscle cardiaque. Puis ils sectionnaient une des artères dans la cage thoracique et en plaçaient l'extrémité dans le trou. Le sang arrivant dans le cœur était censé lui redonner sa vigueur.

Une variante ultérieure de cette opération ne prévoyait plus de sectionner une artère pour l'introduire dans le cœur, mais de la ligaturer avec un fil. On se disait que cette ligature allait provoquer une retenue et renvoyer le sang vers le cœur malade. Les patients croyaient eux aussi à ce principe. En tout cas, ils affirmaient que leurs douleurs avaient nettement diminué – et c'est ainsi que la ligature est devenue un standard de la cardiologie.

Il aurait pourtant suffi d'égratigner légèrement les patients avec un scalpel : à l'université du Kansas, on a mis des malades du cœur sous anesthésie. A la moitié d'entre eux, on n'a fait qu'une incision sur la poitrine, tandis que l'autre se voyait ligaturer une artère. Puis des médecins qui ignoraient à qui on avait fait quoi ont évalué l'état de santé des participants. Et qu'a-t-on constaté ? La fausse opération est tout aussi efficace que la ligature. Son succès était donc dû à un effet placebo[12].

Contrairement à ce que l'on pourrait croire, les pannes de ce genre n'ont fait que développer l'inventivité des chirurgiens cardiothoraciques. Au début des années 1980, le Brésilien Randas Batista s'est ainsi mis à découper une tranche au beau milieu d'un ventricule présentant un grossissement pathologique et ne pompant plus que faiblement. Puis il cousait ensemble les deux moitiés du ventricule. L'idée était de guérir le cœur en réduisant son volume, et de lui permettre à nouveau de battre avec toute sa vigueur. C'était le cas – mais plus pour longtemps : 20 à 40 % des patients mouraient des suites de cette "ventriculectomie partielle". Et les survivants n'étaient pas guéris non plus : au bout d'un à deux ans, le cœur présentait le même grossissement pathologique et la même faiblesse qu'avant. Des chirurgiens risque-tout continuent à pratiquer l'opération de Batista sur des patients susceptibles de succomber à une insuffisance cardiaque[13].

LES PÉRILS DU PONTAGE

C'est en 1967 que l'Argentin René Favaloro (1923-2000) a posé le premier by-pass (dérivation). Lors de cette opération, on ouvre la cage thoracique et on dégage le cœur. Puis les chirurgiens contournent les segments rétrécis ou obstrués des vaisseaux coronaires en posant des ponts constitués de vaisseaux artificiels. Les douleurs foudroyantes qu'occasionne le manque d'oxygène dans le muscle cardiaque sont apaisées ; les crises d'angine de poitrine se font plus rares. En Allemagne, les médecins effectuent 70 000 interventions par an et, dans ce pays comme dans les autres régions riches de la planète, c'est toute une industrie qui s'est développée autour du pontage.

Ce procédé était déjà établi depuis longtemps dans la médecine occidentale lorsqu'on a entrepris diverses études censées prouver *a posteriori*, pour ainsi dire, l'effet positif de cette opération sur la durée de la vie. Il est intéressant de voir que cette initiative n'a pas eu le résultat escompté : l'étude VACS par exemple, qui a été publiée en 1984, montre qu'au bout de onze ans le taux de survie des personnes qui ont reçu un traitement médicamenteux classique est le même que celui des patients qui ont été opérés. Seul un sous-groupe rassemblant des gens particulièrement malades a profité du pontage[14].

L'étude CASS, menée auprès de 780 malades du cœur, a elle aussi abouti à un résultat décevant : sept à huit ans après l'intervention, le taux de mortalité du groupe des personnes opérées était *plus élevé* que celui des personnes non opérées. Un résultat décevant pour plusieurs raisons. Premièrement, le taux de mortalité lors de l'opération s'élève tout de même à 1 %. Deuxièmement, cette manipulation du cœur peut déclencher un infarctus (ce qui, lors de l'étude CASS, s'est passé dans plus de 6 % des cas). Enfin, ce raccommodage des vaisseaux ne traite que les symptômes, et ne peut enrayer le processus d'artériosclérose.

Ce phénomène touche particulièrement souvent les vaisseaux artificiels eux-mêmes, qui constituent les dérivations. La sorte de by-pass la plus fréquemment utilisée présente ainsi un taux de pannes important : au bout d'un an à peine, 10 à 15 % de ces ponts sont obstrués par des résidus et du calcaire. Au bout de dix ans, 50 % d'entre eux présentent des segments rétrécis ou bouchés[15]. On peut en conclure qu'un pontage apaise tout au plus les souffrances des patients. Il n'empêche pas les infarctus et ne prolonge la vie des patients que dans un petit nombre de cas. "Pour une thérapie interventionnelle et onéreuse, ce sont des résultats accablants, juge Uwe Heyll, médecin et auteur. L'investissement que demande cette opération est bien plus élevé que ses avantages[16]."

L'INDUSTRIE TRÈS LUCRATIVE DU BALLON A DILATATION CORONAIRE

Les cardiologues ne soulignent que trop volontiers les insuffisances du pontage lorsqu'il s'agit de faire la promotion d'une technique qu'ils peuvent mettre en œuvre dans leur cabinet et facturer directement au patient. Il s'agit de la dilatation des vaisseaux à l'aide d'un ballon, un procédé développé en 1977 et destiné à éliminer les rétrécissements des artères coronaires. Comme pour l'examen diagnostique avec cathéter, on achemine un tuyau souple jusqu'aux vaisseaux coronaires. Là où le tuyau rencontre un rétrécissement, on gonfle un minuscule ballon, l'idée étant d'élargir le vaisseau de l'intérieur.

Cette dilatation des vaisseaux (ou angioplastie coronaire transluminale percutanée, PTCA) a connu en Allemagne un développement inédit au cours de ces dernières années. En 1990, les cardiologues avaient effectué 33 785 interventions de ce type ; en 2003, ce chiffre s'élevait à 222 668. Ce procédé constitue la première source de revenus du marché du cathéter. Une PTCA rapporte en moyenne 3 600 euros ; ce qui représente plus de 800 millions d'euros par an[17].

La plupart du temps, dans 80 % des cas environ en Allemagne, les cardiologues implantent au cours de l'angioplastie un stent, un fin cylindre de métal tressé. Celui-ci reste dans l'artère pour la maintenir ouverte. Mais, tout comme les ponts artificiels, les stents ne sont pas éternels. Dans 20 à 40 % des cas, le segment soutenu par un stent se rétrécit à nouveau au bout de quelques mois. S'ensuit une nouvelle intervention, avec des perspectives de réussite encore plus minces : les rétrécissements (resténose) réapparaissent dans 50 % des cas. Et les patients vont d'opération en opération.

Les complications éventuelles sont une conséquence directe de ce traitement. Premièrement, les matières qui ont été dispersées lors de la dilatation peuvent aller boucher d'autres vaisseaux en aval. Les médecins auraient reconnu ce danger plus tôt s'ils avaient pris leurs patients au sérieux. Il arrivait souvent à ceux-ci de demander où allaient les matières dégagées lors de la dilatation, et on leur faisait cette réponse lapidaire : les éléments sont projetés contre les parois de l'artère.

Deuxièmement, la dilatation et l'implantation d'un stent endommagent inévitablement l'artère. Le corps réagit par un processus de cicatrisation : les cellules prolifèrent sur les parois du vaisseau et jusqu'à l'intérieur du stent. Les cardiologues ont voulu faire croire aux patients que c'était bon signe, que le corps acceptait ainsi cet élément étranger. Mais cette croissance cellulaire rend en réalité le passage de plus en plus étroit. Une nouvelle sorte de stents, recouverts de médicaments censés stopper cette croissance cellulaire, doit empêcher une resténose. Mais on ne sait pas encore si ces ressorts au prix exorbitant vont vraiment permettre la "percée" que promettent certains cardiologues.

Bien que la PTCA n'enraye nullement le risque d'infarctus, depuis des années, 10 % de toutes les interventions sont effectuées dans ce but, et on les justifie en trois mots : amélioration du "pronostic". Un groupe de travail rassemblant des chefs de service de cardiologie a publiquement mis en garde contre le fait qu'une PTCA sur cinq est effectuée sans justification médicale claire. "Dans les cliniques privées de cardiologie, le nombre de ces interventions a connu une croissance exponentielle, a déclaré le professeur Michael Böhm, du CHU de Cologne. J'estime que le nombre de PTCA est supérieur de 20 % à ce que nous devrions faire[18]." C'était en 1997 – entre-temps, le nombre d'interventions de ce type a augmenté de 60 % en Allemagne.

Quant aux personnes qui connaissent, grâce à une PTCA, une amélioration et une stabilisation de leur angine de poitrine, elles restent souvent, elles aussi, prisonnières du "circuit du cathéter" (comme le disent les cardiologues). Car on les convie toujours à se soumettre à des examens de contrôle, alors que cela n'est nullement justifié d'un point de vue médical. Klaus von Olshausen et Tiberius Pop, cardiologues à Hambourg, recommandent aux médecins de boycotter les examens avec cathéter qui ne sont pas justifiés, et de ne pas envoyer ceux de leurs patients qui ont une angine de poitrine stable chez les cardiologues "interventionnels". Dans le *Hamburger Ärzteblatt*, ils exposent le cas d'une dame qui avait très bien réagi à un premier traitement. Mais, au lieu de la laisser tranquille, les médecins lui avaient ensuite introduit sept cathéters dans le cœur en l'espace de deux ans. Pour Olshausen et Pop, on est en droit de se demander "si cette débauche de moyens a été dans l'intérêt de la patiente[19]".

Le médecin berlinois Michael de Ridder a, quant a lui, publié un article dans la revue spécialisée *The Lancet* qui fait le procès de la cardiologie allemande[20]. Il a ainsi opposé aux coûts exceptionnellement élevés par rapport aux autres pays d'Europe l'efficacité médiocre de ce secteur. Non seulement 56 % des PTCA pratiquées en Allemagne le sont sur des personnes qui ont une angine de poitrine stable, ce que les experts internationaux jugent inutile, mais les patients allemands reçoivent également selon lui le traitement médicamenteux le plus mauvais et on ne leur donne presque jamais de conseils diététiques. Pour de Ridder, ce n'est pas le bien-être des gens qui préoccupe de nombreux cardiologues, mais leur réussite financière. Il estime que certains cardiologues allemands sont "guidés par l'appât du gain et ont de moins en moins de scrupules".

Cette branche de la médecine n'a eu aucun argument de poids à opposer à sa critique. Au contraire, de grands cardiologues ont même donné raison à cet article qui ne les épargnait pas. Erland Erdmann, cardiologue à Cologne, a ainsi jugé que "l'exemple de l'insuffisance cardiaque chronique montre bien qu'un comportement thérapeutique autiste et indiscipliné ne peut que nuire à nos patients[21]".

L'attitude de nombreux cardiologues ne s'explique pas seulement pas un sordide appât du gain. Leur médecine hautement technicisée se fonde sur une compréhension dépassée de la cardiopathie coronaire. Selon cette ancienne conception des choses, des résidus se déposent au fil des ans à certains endroits des vaisseaux coronaires, formant des plaques. Le passage du sang se fait de plus en plus difficile, jusqu'à ce qu'un de ces endroits soit complètement bouché – et que la personne fasse un infarctus. L'idée a été révisée depuis : la crise cardiaque se produit plutôt lorsqu'une plaque éclate soudainement et qu'un caillot de sang se forme à l'endroit de la plaie, venant boucher le vaisseau. Ces plaques dangereuses sont souvent molles, elles ne provoquent aucun symptôme et, chez certains patients, sont présentes à des centaines d'endroits différents. Dans 75 à 80 % des cas, les plaques qui explosent par la suite ne se trouvent pas à un rétrécissement du vaisseau. Elles n'ont donc jamais fait l'objet d'une intervention avec pose de stent ou de by-pass.

LA CHIRURGIE N'EST PAS LA MEILLEURE CARDIOLOGIE

La sclérose artérielle est une maladie qui menace tout le réseau des vaisseaux sanguins. Les méthodes interventionnelles telles que le pontage ou la PTCA ne la combattent apparemment pas mieux que des traitements conservateurs à base de médicaments classiques. C'est la conclusion à laquelle sont arrivées quatre études menées auprès de 6 400 personnes au total[22]. Pour l'une d'entre elles, on a réparti au hasard dans deux groupes 920 patients qui avaient eu un infarctus. Les uns ont subi dès le début un traitement interventionnel avec cathéter, angiographie et pontage ; les autres ont été soumis à une thérapie classique, et à un traitement interventionnel uniquement lorsque des complications mettaient leur vie en danger. Au bout d'un an, le taux de survie était le même dans les deux groupes. Mais il n'en était pas de même pour les premiers mois qui suivaient la sortie de l'hôpital. Dans le groupe qui avait subi un traitement interventionnel, il y avait eu deux à trois fois plus d'infarctus et de décès[23]. Les cardiologues texans Richard Lange et David Hillis exigent que le traitement des cœurs malades soit enfin ajusté à ces résultats scientifiques, et "non aux préférences des médecins ou à d'autres intérêts qui n'ont rien de médical".

Les médecins du centre de cardiologie de l'université de Leipzig ont toutefois observé que le recours à une médecine perfectionnée et interventionnelle est parfois aussi exigé par les patients. Dans un monde qui accorde autant d'importance à la technique, on juge apparemment plus attractives des stratégies thérapeutiques perfectionnées comme l'implantation de stents que des thérapies plus "simples" basées sur un traitement médicamenteux et un changement de mode de vie[24].

Or cette foi en la technique n'engendre pas la meilleure des médecines : quand on surveille son alimentation et qu'on a une bonne hygiène de vie, quand on pratique une activité physique régulière, qu'on arrête de fumer et qu'on prend régulièrement ses médicaments, on fait plus pour son cœur que ne peut le faire la technique. Les cardiologues de Leipzig en ont donné la preuve impressionnante : ils ont réparti en deux groupes cent hommes dont les vaisseaux coronaires étaient rétrécis à 75 %. On a implanté des stents aux uns, et prescrit du sport aux autres : pédaler sur un cycloergomètre, à raison de vingt minutes par jour.

Le bilan au bout d'un an : 88 % des sportifs se portaient bien. Parmi les patients à qui on avait implanté un stent, ce chiffre n'était que de 70 % ; on avait dû poser d'autres stents à nombre d'entre eux, et ils se retrouvaient plus souvent à l'hôpital à la suite de douleurs menaçantes dans la poitrine. Non seulement la méthode sportive douce était meilleure pour le cœur, mais elle permettait d'économiser pas mal d'argent : pour chaque cycliste, les frais médicaux s'élevaient à 3 429 dollars, alors que le patient sédentaire coûtait 6 956 dollars[25].

Chacun est donc en mesure de maintenir son cœur en bonne santé. Que disait déjà Roy Porter, le grand historien de la médecine ? Finalement, on dirait que les maladies du cœur sont "un problème que la médecine peut résoudre en se livrant à une débauche d'efforts, mais dont on peut nettement atténuer la gravité en faisant attention à son alimentation et à son hygiène de vie[26]".

XI

ILLUSIONS CHIRURGICALES

UN CATALOGUE D'OPÉRATIONS DOUTEUSES

Des personnes atteintes de la maladie de Parkinson ont été emmenées au bloc opératoire, sans savoir ce qu'on allait leur faire : à douze d'entre elles, on a injecté des cellules nerveuses étrangères dans le cerveau malade ; pour les dix-huit autres, en revanche, on s'est contenté de commencer à percer la boîte crânienne. Peu importe le traitement qu'ils avaient reçu : lorsque les patients étaient convaincus qu'on leur avait implanté des cellules nerveuses, ils jugeaient leur qualité de vie, même un an après l'intervention supposée, bien meilleure que ceux qui soupçonnaient avoir été l'objet d'une fausse opération.

Le miracle de cette étude réalisée à l'université du Colorado ne s'arrêtait nullement aux patients. Le jugement porté par les infirmiers et les médecins (qui n'étaient pas dans le secret non plus) sur l'état de santé de chacun était influencé par ce que le patient lui-même pensait – et non par le traitement qu'il avait effectivement reçu. Le secret n'a été levé qu'au bout d'un an. Une patiente s'était même remise au sport. Elle est restée perplexe en apprenant qu'elle n'avait pas été opérée[1].

Les résultats obtenus au Colorado nous rappellent combien il est important, lorsque l'on expérimente de nouvelles opérations, de se pencher sur l'effet placebo. Pour les pharmacologues, la comparaison de médicaments avec des placebos n'a rien d'inhabituel ; de nombreux chirurgiens refusent en revanche d'appliquer ce procédé à leur spécialité, sous prétexte qu'il est déplacé d'anesthésier quelqu'un à des simples fins de recherche et de lui infliger des cicatrices, si petites soient-elles.

Mais peut-être que ces arracheurs d'organes récalcitrants sont mal à l'aise car ils pressentent que leurs techniques si perfectionnées n'obtiendraient pas de meilleur résultat qu'un traitement placebo. La revue spécialisée *The Lancet* s'est moquée de la recherche chirurgicale en la qualifiant de "blague" – car beaucoup de questions restent sans réponse. Etant donné que la chirurgie placebo a été et est encore presque systématiquement boycottée, seuls 3 % environ de toutes les études cliniques menées dans cette spécialité satisfont actuellement à des exigences scientifiques élevées. Cela signifie que presque aucune intervention chirurgicale menée sur le corps humain n'a été contrôlée d'un point de vue scientifique. Les chirurgiens vantent des techniques dont ils ne peuvent même pas savoir si elles sont vraiment meilleures que d'autres.

Prenons l'exemple de la chirurgie robotisée : des études scientifiques ont été menées aux Etats-Unis pour voir si le "robodoc" est plus performant que des chirurgiens en chair et en os lorsqu'il s'agit de mettre en place des hanches artificielles. Au lieu d'attendre les résultats de cette étude, environ quatre-vingt-dix hôpitaux allemands se sont dotés d'un robodoc au cours des dernières années, qu'ils ont payé quelque 500 000 euros. Pendant une décennie entière, des milliers et des milliers de citoyens allemands ont été maltraités par ces robots, jusqu'à ce qu'on les retire du circuit en 2004, à la suite de protestations et de plaintes déposées par des patients. Les robodocs avaient en effet souvent endommagé, voire déchiré des muscles et des nerfs – aux Etats-Unis, en revanche, on ne les avait pas laissés approcher les patients, pour des raisons de sécurité.

Si, de nos jours, plus de gens sortent vivants du bloc opératoire après une opération risquée, c'est peut-être moins grâce aux progrès des techniques opératoires qu'à l'amélioration constante des thérapies d'accompagnement comme l'anesthésie et le traitement médicamenteux.

Les incertitudes sont apparues en relation avec la plus fréquente de toutes les interventions chirurgicales : l'opération de la hernie (quelque 250 000 interventions chaque année en Allemagne). Le patient qui va voir son médecin parce qu'il a une hernie inguinale a l'embarras du choix : l'opération classique consiste à pratiquer une incision dans l'aine, qui va permettre de remettre les intestins en place et de recoudre les abdominaux déchirés. La variante endoscopique ou laparoscopique a bien plus de succès : on ne pratique que trois petites incisions dans l'abdomen, on achemine par un petit tuyau un filet en matière plastique jusqu'à la hernie, et on le coud.

Une étude contrôlée a montré que la chirurgie ouverte est bien plus sûre que sa variante laparoscopique : le taux de rechute était de 4,9 % pour la chirurgie ouverte, et de 10,1 % pour la laparoscopie. Cela signifie en clair que le nombre de réopérations est deux fois plus élevé quand il y a eu opération d'une hernie avec la méthode laparoscopique[2]. Pourtant, cettte méthode "fait souvent l'objet d'un véritable prosélytisme", nous confie la revue *Chirurgische Allgemeine.* "L'allusion à des complications très graves entraînant le décès du patient se transmet en douce dans les congrès, tandis qu'officiellement on nie presque toujours l'existence d'un tel problème, ou on l'attribue à l'inexpérience du chirurgien[3]."

Markus Büchler et ses collègues du centre d'études de la Société allemande de chirurgie, à Heidelberg, font partie de ceux qui travaillent à une plus grande transparence et à une meilleure qualité de leur spécialité. Ils critiquent publiquement le fait qu'aujourd'hui encore nombreuses sont les nouvelles méthodes d'opération qui parviennent, on ne sait comment, à faire leur entrée dans la pratique médicale[4]. Selon eux, plus de 80 % de tous les résultats publiés reposent sur des études de cas ou sur de petites séries d'opérations réalisées dans un service. Or ces résultats dépendent entièrement des capacités du médecin en question, et il est en outre probable que les chirurgiens évaluent leur travail de manière exagérément positive. La tradition selon laquelle un chirurgien, par son autorité, décide si une méthode va s'établir ou non, semble intacte. Et, surtout, le système de remboursement encourage les traitements nuisibles et inefficaces : on fait tout ce qui peut être facturé. Les médecins de Heidelberg entendent changer les choses en employant des méthodes scientifiques objectives. Pour cela, écrivent-ils dans la revue *Deutsches Ärzteblatt*, la chirurgie placebo est “nécessaire, tant pour des raisons éthiques que cliniques[5]”. Si Büchler et ses collègues chirurgiens avancent dans leur projet, on peut s'attendre à des résultats fort intéressants. Jusqu'ici, seules de rares interventions ont fait l'objet d'un examen critique de la part des médecins et des chercheurs en santé publique. Leurs résultats constituent déjà un catalogue d'opérations douteuses.

L'ADIEU A L'UTÉRUS

Dans la lointaine Californie, à peine la moitié des femmes emportent leur utérus dans la tombe, et en Allemagne une femme sur trois se voit amputer cet organe au cours de sa vie[6].

Cet organe ressemblant à une poire sans queue a suscité les désirs de la médecine dès les débuts de celle-ci. C'est le médecin grec Hippocrate qui a donné à cet organe le nom d'*hustera.* On le voyait comme un organe autonome, qui pouvait se promener joyeusement dans tout le corps, et qui était la cause de maladies et de certains états d'âme des femmes.

On constitua ensuite le tableau clinique de l'hystérie (“qui souffre de l'utérus”), ce qui amena Platon à considérer le fait d'être une femme comme une punition des dieux. Klaus Müller, chercheur en santé publique, évoque les idées de l'époque : “Seule une grossesse était à même de faire tenir l'utérus en place ou, comme le disait Hippocrate, seul le fait de le nourrir avec le sperme de l'homme[7]."

Ces idées étranges concernant l'utérus, qui tantôt saigne, tantôt donne des bébés, se sont maintenues longtemps. A partir de la fin du XIXe siècle, l'organe a commencé à intéresser de près les chirurgiens. Ils attaquaient les parties génitales des femmes au bistouri pour soigner hystérie et nymphomanie. Plus les techniques d'opération se sont perfectionnées, plus les interventions sont devenues radicales, et on s'est bientôt mis à amputer l'utérus tout entier.

Ces opérations du bas-ventre, pratiquées le plus souvent par des hommes, sont aujourd'hui encore très populaires, et seules les justifications médicales de l'amputation ont changé. On estime que 120 000 à 140 000 utérus sont amputés chaque année en Allemagne. Or, pour la gynécologue Barbara Ehret-Wegener, 80 % de ces ablations ne "sont, aujourd'hui encore, pas vraiment nécessaires[8]". L'hystérectomie n'est inévitable que dans 10 % des cas : lorsque les femmes sont atteintes d'un cancer déclaré ou à un stade précoce, qu'elles ont de forts saignements et un affaissement de l'utérus.

Il arrive souvent qu'on procède à une ablation totale uniquement parce que la patiente va consulter son médecin en raison de règles particulièrement abondantes (ménorragie). Mais des femmes se sont déjà vues amputer l'utérus parce qu'elles avaient mal au dos. En juin 2000, la cour d'appel de Hamm a condamné un gynécologue à verser l'équivalent de 10 000 euros d'indemnités à une patiente. Il aurait dû vérifier quelle était la cause des problèmes de dos au lieu d'amputer tout simplement l'utérus de sa patiente. Un examen ultérieur de l'organe a montré qu'il ne présentait ni grossissement, ni modification pathologique.

La présence de myomes est l'une des raisons les plus fréquemment invoquées pour justifier une ablation. Ces tumeurs presque toujours bénignes que l'on trouve sur la paroi de l'utérus sont constituées de tissu musculaire, et concernent 20 à 30 % des femmes. Elles ne provoquent souvent aucune douleur, et passent inaperçues. L'œstrogène, hormone sexuelle féminine, favorise le développement de myomes. Le corps de la femme réduit la production d'œstrogènes au moment de la ménopause, ce qui peut stopper la croissance des myomes, voire les amener à se résorber. Klaus Müller attire l'attention sur le fait que ce processus normal et positif est interrompu par le traitement hormonal de substitution dont les laboratoires pharmaceutiques font la promotion. "L'absorption d'œstrogènes sur une longue durée fait que les myomes continuent à grandir de manière régulière, si bien qu'à partir d'une certaine taille l'ablation chirurgicale de l'utérus, en raison de douleurs et de la gêne causée à des organes voisins, devient inévitable[9]." C'est ainsi que la médecine douteuse crée sa propre demande : la transformation de la ménopause en une maladie qu'il faut soigner et le recours à un traitement à base d'œstrogènes font augmenter le nombre d'hystérectomies.

L'Agence allemande de contrôle de la qualité (BQS), qui siège à Düsseldorf, se penche sur la façon dont on traite les patients dans les hôpitaux allemands. Les experts ont constaté avec stupeur qu'on amputait chaque année près de 2 500 femmes de moins de trente-cinq ans de leur utérus en raison de modifications bénignes de l'organe. L'opération n'était presque jamais justifiée d'un point de vue médical et les privait de la possibilité d'avoir des enfants. Etant donné qu'une hystérectomie "peut entraîner des complications graves et signifie la perte définitive de la fertilité, il convient d'épuiser d'abord les alternatives de traitements, avec l'accord de la patiente", avertit un rapport du BQS[10].

Des comparaisons avec l'étranger montrent elles aussi que de nombreuses hystérectomies ne sont pas effectuées pour des raisons médicales. En Arabie Saoudite, un gynécologue n'ampute guère plus d'un utérus par an, et son collègue japonais intervient lui aussi très rarement. En France, pour 100 000 femmes, cette intervention est effectuée en moyenne 90 fois par an, en Allemagne, près de 360 fois, et aux Etats-Unis, 430 fois[11].

L'éventualité pour une femme d'être privée de son utérus dépend aussi de son niveau d'instruction. Gianfranco Domenighetti a montré l'existence d'une disparité entre les couches sociales à l'exemple de la Suisse, où tous les assurés disposent du même accès aux prestations médicales. Un échantillon réalisé dans le canton du Tessin a montré que la part de femmes qui n'avaient plus leur utérus était de 9,96 % chez les femmes médecins, 8,45 % chez les épouses de juristes – contre 15,70 % pour l'ensemble de la population. En outre, les patientes assurées par une caisse privée avaient été opérées bien plus souvent que la moyenne. Statistiquement, une femme bien assurée mais peu instruite a le plus de chances d'être amputée de l'utérus : cela avait déjà été le cas de 29,9 % des femmes de ce groupe. Le professeur Domenighetti craint que ces résultats ne signifient que les gynécologues "exploitent les femmes pour leur profit personnel ou qu'ils éprouvent une sorte de joie secrète à l'idée de pratiquer cette intervention".

Une autre étude réalisée en Suisse a montré que les gynécologues femmes sont bien plus douces avec leurs patientes que leurs collègues masculins. Une doctoresse amputait en moyenne 18 utérus par an, contre 34 pour son collègue masculin. Les patients masculins n'avaient cependant pas de représailles à craindre, disait Domenighetti dans le *British Medical Journal*, non sans ironie. Ils pouvaient en effet être contents qu'il n'y ait pas un seul urologue femme en Suisse[12].

DES ENFANTS SANS AMYGDALES

A une époque, la présence même des amygdales était une indication suffisante à l'ablation de celles-ci. Il y a cent ans, on voyait non seulement dans cette opération une manière de soigner les inflammations de la gorge, mais aussi une solution contre les goitres, le diabète et l'épilepsie. L'étude menée en 1930 à New York, auprès de 1 000 écoliers, est un exemple classique : 60 % des élèves de onze ans n'avaient déjà plus leurs amygdales. Les 40 % restants ont eux aussi été examinés, et, dans un cas sur deux, les médecins voulaient procéder à l'ablation des amygdales. Après un second examen, seuls 65 élèves étaient encore jugés en bonne santé. Il n'y a pas eu d'autre examen des enfants car il n'y avait plus assez de spécialistes disponibles.

L'opération des amygdales a connu un formidable essor aux Etats-Unis. Dans les années 1970, on mettait chaque année un million de personnes sous anesthésie générale pour leurs enlever ces organes gros comme une cacahuète ou une prune. 60 % d'entre elles étaient des enfants de moins de dix ans, et on ne leur a pas vraiment demandé s'ils étaient d'accord. Pour le journal *Die Zeit*, ils ont "pour ainsi dire" été victimes d'une "opération forcée[13]".

L'opération des amygdales est toujours l'une des interventions les plus fréquentes en Occident. Cependant, les Etats-Unis ont perdu leur rôle de leader dans la catégorie "vivre sans amygdales", et ce au profit de l'Allemagne. Chaque année, on pratique dans tout le pays quelque 230 000 amygdalectomies ; rapporté à la population totale, c'est presque trois fois plus qu'aux Etats-Unis ou en Angleterre[14]. Un enfant sur dix est privé de ses amygdales avant son dixième anniversaire. Quand il y a inflammation chronique des amygdales, la Société allemande d'oto-rhino-laryngologie recommande souvent d'opérer immédiatement. "Les maux de gorge, l'augmentation de volume d'une amygdale, et même une mauvaise haleine sont des indications suffisantes – à ce compte-là, on peut les enlever à quasiment tous les enfants, déclare Peter Sawicki, directeur de l'Institut pour la qualité et la rentabilité du système de santé, qui siège à Cologne. On pourrait sans doute se dispenser de la moitié des opérations[15]."

Toutefois, lorsqu'un enfant fait des angines à répétition (sept fois ou plus par an), les médecins plutôt critiques plaident eux aussi pour l'ablation des amygdales. Dans les nombreux cas où la situation n'est pas aussi préoccupante, on peut sans crainte considérer l'opération comme superflue. C'est ce que confirme une étude menée par des médecins néerlandais[16] : leurs travaux ont porté sur 300 enfants en tout qui avaient eu jusqu'à six angines par an. Les uns ont été opérés, les autres simplement observés, pour voir comment la situation allait évoluer. Au cours des six premiers mois, les enfants opérés avaient encore un peu plus rarement des inflammations de la gorge et des bronches ou de la fièvre que ceux du groupe témoin. Mais au bout de deux ans, ces différences avaient disparu. Quant au bien-être des enfants et au nombre d'heures de cours manquées, il n'y avait aucune différence depuis le début.

Il est intéressant de voir que les parents réagissaient différemment aux indispositions de leurs enfants. Le père ou la mère d'un enfant qui n'avait pas été opéré avait tendance à signaler immédiatement chaque inflammation de la gorge. Ce n'était pas le cas des parents dont les enfants avaient été opérés. Comme de toute façon, les amygdales avaient déjà été enlevées, ils n'emmenaient plus forcément leur enfant chez le médecin. Il est bien possible que ce flegme postopératoire ait contribué à surestimer jusqu'ici l'utilité de l'ablation des amygdales.

Des raisons physiologiques plaident également contre une ablation insouciante des amygdales. Les amygdales pharyngiennes et palatines sont des organes du système immunitaire et jouent, en particulier dans les premières années de la vie, un rôle important dans la maturation des défenses immunitaires. Enfin, cette opération n'est pas anodine, puisque dans près de 5 % des cas elle provoque une hémorragie secondaire, qu'il faut traiter. A l'automne 2003, les médecins d'un hôpital de Wuppertal ont enlevé ses amygdales à une jeune fille de dix-sept ans, et elle est morte d'une hémorragie secondaire deux semaines plus tard. Qu'il s'agisse d'une faute médicale ou que ce soit le destin, cet exemple tragique nous rappelle que, dans de très rares cas, on peut encore mourir des suites d'une ablation des amygdales. Un motif d'opération déterminé à la légère met toujours inutilement en danger le patient.

Les médecins semblent bien plus conscients de ces risques que les profanes. C'est ce qu'a montré l'étude réalisée dans le canton suisse du Tessin : seuls 18,3 % des enfants de médecins interrogés n'avaient plus leurs amygdales, alors que cette part était de 33 % pour les autres enfants. Et ce n'est pas tout : l'opération des amygdales se transmettait au sein d'une même famille. Les parents qui avaient encore leurs amygdales veillaient à ce qu'on ne touche pas à celles de leurs enfants. Selon Gianfranco Domenighetti, une référence dans ce domaine, "être né dans une famille de médecins dans laquelle aucun des deux parents n'a subi d'amygdalectomie semble être le meilleur moyen d'échapper à cette opération souvent rituelle et traumatisante[17]".

ATTENTION A VOS ARTÈRES

Plus d'un million de citoyens allemands vivent avec une carotide rétrécie de plus de 50 %. Dans la plupart des cas, ils ne le remarquent pas, et n'ont pas de douleurs. Lorsque le sang passe par un tel rétrécissement (sténose), il se produit un sifflement que l'on peut entendre au stéthoscope. Aujourd'hui, les médecins essaient de persuader leurs patients de se soumettre à cet examen diagnostique, qui fait partie des soins individuels et doit donc être payé par le patient lui-même. Les personnes qui ont un rétrécissement de ce type présentent un risque légèrement plus élevé d'accident vasculaire cérébral : d'un point de vue purement mathématique, cela concerne chaque année 1 à 2 % d'entre elles. La plupart des personnes touchées ne meurent cependant pas de cela, mais d'un infarctus, car leurs vaisseaux coronaires sont souvent eux aussi concernés par l'artériosclérose.

Cette situation précaire a donné l'idée à un médecin, il y a un demi-siècle, d'opérer les gens atteints d'une sténose de plus de 60 %. Des spécialistes de la chirurgie des vaisseaux dégagent la carotide et l'incisent. Ils font passer le sang par une déviation artificielle qui contourne le rétrécissement, ôtent les dépôts qui obstruent en partie l'artère (plaques) et recousent la carotide.

Cette intervention, qui a été pratiquée pour la première fois en 1954, fait aujourd'hui partie des opérations courantes dans les pays industrialisés. En contrepartie de cette opération sérieuse, les chirurgiens promettent aux gens qu'ils seront à l'abri des accidents vasculaires cérébraux. Mais si l'on se penche sur l'histoire de l'opération de la carotide on se demande sur quoi se fonde cette affirmation. Trois grandes études cliniques n'ont pas réussi à démontrer les avantages de cette méthode[18].

L'étude "Joint Study of Extracranial Arterial Disease" menée en Amérique du Nord a certes constaté un taux d'accidents vasculaires cérébraux moins élevé chez les patients qui n'avaient pas eu de complications après cette opération. Il était juste fâcheux que dans de nombreux cas cette manipulation de la carotide ait pour conséquence le détachement de morceaux de plaques qui s'en allaient vers le cerveau. De nombreux patients ont eu un accident vasculaire cérébral sur le billard, certains y ont laissé la vie. Les complications concernaient en tout 11 patients sur 100 – un chiffre qui réduisait à néant l'utilité de cette opération. La maladie que les médecins voulaient éviter était souvent provoquée par le traitement lui-même[19].

En dépit de cela, cette manipulation de la carotide était lucrative, et elle a eu beaucoup de succès. Aux Etats-Unis, rien que pour l'année 1985, on a sauté à la gorge de 100 000 personnes qui n'avaient pas de symptômes. En Allemagne, on procédait à quelque 12 000 interventions par an au début des années 1990, et les médecins s'employaient systématiquement à faire augmenter la demande. Jens Allenberg, spécialiste de la chirurgie des vaisseaux à Heidelberg, affirmait, lors d'un congrès sur la "sténose de la carotide à un stade asymptomatique" qui s'est déroulé en juillet 1992, qu'on devrait pratiquer quatre fois plus d'interventions, soit au moins 45 000[20]. Pour des raisons qu'il est aisé de comprendre, la Société allemande de chirurgie des vaisseaux tenait beaucoup à ce que cette intervention touche plus de gens. Et, en effet, son président, le professeur Hans-Martin Becker, exigeait lui aussi en 1992 que chaque année 120 000 de ses compatriotes soient opérés de la carotide.

Un article visant à donner une base scientifique aux désirs de certains médecins a été publié en 1995.

L'étude ACAS ("Asymptomatic Carotid Artherosclerosis Study") a montré qu'il n'y avait aucune différence entre femmes opérées et non opérées, pour des raisons obscures, mais pour les hommes on a pu prouver que, comparés à des patients ayant reçu un traitement classique, ceux qui avaient été opérés présentaient, sur une période d'observation de cinq ans, un taux de risque moins élevé de 5 % d'avoir un accident vasculaire cérébral. En observant ces chiffres de plus près, on voit qu'ils ne signifient pas grand-chose : la plupart des incidents qui ont été évités n'étaient que de petites attaques cérébrales sans conséquence. Or le but est d'empêcher les accidents vasculaires cérébraux qui laissent des séquelles durables, comme nous le fait remarquer Martin Grond, professeur en neurologie à Siegen : "Cela ne concernait que 2,5 % des patients de l'étude ACAS au bout de cinq ans, et n'était pas significatif[21]."

Le résultat de l'étude ACST (pour "Asymptomatic Carotid Surgery Trial"), publiée en 2004 et menée auprès de 3 170 patients, est comparable. Au premier abord, les chiffres sont impressionnants : sur une période de cinq ans, le risque d'accident vasculaire cérébral chez les personnes opérées était d'environ 6 %, et de près de 12 % pour les patients qui avaient suivi un traitement classique. Toutefois, en ce qui concerne les attaques avec de graves séquelles, ces valeurs étaient de 3,5 % pour le groupe des patients opérés, et de 6 % pour le groupe soigné selon la méthode classique – là aussi, sur cinq ans. "Cela équivaut à une différence absolue de 0,5 %", par an, nous explique le professeur Grond. Il faudrait donc opérer chaque année deux cents patients qui ne présentent pas de symptômes afin d'empêcher une seule attaque grave au cours de cette même année.

Or l'intervention n'est pas sans risque. On peut estimer à 10 000 le nombre d'opérations de la carotide effectuées chaque année en Allemagne sur des patients sans symptômes, et 2 % de ces interventions se passent mal. L'"intervention préventive" vaut donc des complications à 2 000 personnes chaque année, et certaines meurent même durant leur hospitalisation.

Ce bilan mitigé donne des idées à certains médecins. Ils entendent remplacer ces entailles faites à la carotide par une autre méthode, qui ressemble à celle du cathéter pour le cœur : en passant par une petite incision, ils acheminent un tuyau souple jusqu'à la carotide, élargissent la sténose et implantent un élément de soutien en métal (stent). Mais peut-être ne fait-on que remplacer un procédé douteux par un autre. Car la Société allemande de lutte contre l'accident vasculaire cérébral affirme qu'on n'a toujours pas prouvé l'efficacité du cathéter[22].

VOYAGE D'AFFAIRES SANS VÉSICULE

Près de 25 % des humains vivent avec des calculs biliaires. Ces compagnons calcaires se composent en grande partie de cholestérol qui, sous l'action des sucs biliaires, s'accumule, se cristallise et forme des blocs. La plupart des gens ne les sentent pas. Dans 80 % des cas, ces calculs ne provoquent pas de douleurs et se font oublier.

Mais gare à nous si l'un de ces calculs se met en travers du chemin. Car il est alors possible que le suc biliaire ne puisse plus s'écouler. La vésicule ne cesse d'augmenter de volume – et l'on ressent alors ces douleurs infernales que l'on appelle coliques hépatiques. Pire encore, si l'un de ces calculs arrive jusqu'à la sortie du pancréas, les sucs digestifs peuvent s'y accumuler. Et le pancréas se met à se digérer lui-même.

Dans de telles situations, l'ablation de la vésicule biliaire, calculs compris, s'est avérée être une intervention salvatrice. L'avantage de cette intervention radicale est que l'on est débarrassé du problème. Comme le disait déjà Karl Langenbuch, qui a été le premier, en 1882, à pratiquer une cholécystectomie : "il faut extirper la vésicule biliaire, point tant parce qu'elle contient des calculs que parce qu'elle les crée[23]".

Pendant des décennies, on a enlevé chaque année en Allemagne quelque 80 000 vésicules biliaires. Jusqu'au début des années 1990, où l'on a pu commencer à utiliser une nouvelle méthode, qui semblait particulièrement ménager le patient : il était désormais possible d'enlever cet organe dont on n'a pas besoin pour vivre à l'aide de la chirurgie laparoscopique. Adieu les grandes cicatrices, et les patients pouvaient quitter l'hôpital au bout de quelques jours seulement.

Cette variante s'est répandue à une allure telle que des médecins plutôt critiques se sont mis à craindre que l'on ne prive de leur vésicule des gens en bonne santé. A l'automne 1992, Hans Troidl, chirurgien à Cologne, a déclaré lors d'un congrès à Munich qu'il n'était pas convaincu qu'on se contentait d'opérer les patients pour qui cette intervention était nécessaire[24]. Deux ans plus tard, le chirurgien Jörg Rüdiger Sievert critiquait publiquement cette prolifération des cholécystectomies laparoscopiques. Lors du congrès des chirurgiens allemands, qui se tenait à Munich, il a montré à ses collègues que le nombre des interventions avait augmenté de 30 % en deux ans. Aux Etats-Unis non plus, rien ne pouvait arrêter ses partisans. La cible des chirurgiens : les personnes jeunes, sans symptômes et bien assurées. On essayait de les persuader qu'il fallait procéder à l'ablation préventive de leur vésicule biliaire en argumentant qu'elles seraient ainsi à l'abri des coliques pendant leurs voyages d'affaires. Pure "chirurgie esthétique", tempêtait Sievert. Cette pratique reposait selon lui sur deux éléments : d'un côté, les entreprises fabriquant les instruments nécessaires implantaient de manière systématique cette technique sur le marché ; de l'autre, les médias faisaient un éloge naïf de l'ablation laparoscopique de la vésicule biliaire[25].

Ces rappels à l'ordre n'ont pu empêcher que cette nouvelle technique crée sa propre demande : aujourd'hui, on ne compte plus 80 000 ablations de la vésicule biliaire chaque année en Allemagne, mais 180 000. Dont 90 % environ réalisées par laparoscopie.

Ceux qui la pratiquent prêchent ses multiples avantages : moins de douleurs après l'opération, un rétablissement plus rapide et des résultats meilleurs d'un point de vue esthétique. Lorsque des médecins britanniques ont voulu apporter la preuve scientifique de ces prétendus avantages, le bilan de leur étude s'est avéré quelque peu différent. 200 patients en tout, répartis au hasard, ont été opérés soit selon la variante laparoscopique, soit par chirurgie ouverte (qui s'en sort maintenant elle aussi avec des incisions relativement petites). Ils ont tous eu les mêmes pansements, afin que personne ne puisse voir grâce à la cicatrice qui avait été opéré avec quelle méthode. Résultat : la durée de l'opération était bien plus longue pour la laparoscopie (soixante-cinq minutes en moyenne) que pour la chirurgie ouverte (quarante minutes). Quant à la durée de l'hospitalisation (trois jours en moyenne) et de la convalescence (trois semaines), aucune différence n'a pu être constatée. Cela n'a pourtant pas interrompu le triomphe de la laparoscopie, car les chirurgiens n'ont guère accordé d'importance à ces résultats parus en 1996. Les chirurgiens de l'équipe de Markus Büchler et Christoph Seiler, de l'université de Heidelberg, résument dans le *Deutsches Ärzteblatt* : "C'est ainsi qu'une technique d'opération est devenue un soin élémentaire dont les coûts viennent aujourd'hui grever le système de santé mais dont l'utilité véritable n'a pas été suffisamment démontrée[26]."

MANŒUVRE DANS LE VENTRE

Leur destin a déjà été évoqué dans le premier chapitre : lorsque des gens souffrant de maux de ventre chroniques vont chez le médecin, ils risquent de se voir enlever un organe sans justification médicale aucune. Mais il peut en être tout autrement. Dans 35 à 56 % des cas (les chiffres varient selon les études), les médecins voient en des "adhérences" à l'intérieur du ventre la cause des douleurs. Ces étranges phénomènes peuvent être la conséquence tardive d'une opération ou d'une inflammation.

Depuis dix ans, une intervention grâce à laquelle les médecins entendent remédier à ce mal s'est établie : elle porte le nom d'adhésiolyse. Elle est effectuée par laparoscopie, donc en passant par un petit accès pratiqué dans la cavité abdominale.

L'opération consiste à libérer ces adhérences afin de délivrer le patient de ses douleurs. Pendant des années, personne n'a démontré ce que valait exactement ce procédé devenu très courant – s'il valait quelque chose.

Le chirurgien néerlandais Dingeman Swank est l'un de ceux qui ont enfin voulu prouver l'efficacité de cette opération. Avec ses collègues, il a rassemblé pour son étude 100 personnes se plaignant de douleurs abdominales chroniques et présentant des adhérences. Tous les patients ont subi une anesthésie générale, puis une cœlioscopie. Dans 48 cas, les médecins se sont contentés de cet examen, dans les 52 autres, ils ont pratiqué une adhésiolyse. Comme les cicatrices étaient les mêmes chez tout le monde, les participants n'ont pu savoir, à leur réveil, quel traitement ils avaient reçu – ils ne devaient l'apprendre qu'au bout d'un an.

Les médecins se sont enquis de l'état de santé de leurs protégés tous les trois mois, avant de lever enfin le secret : 27 % des personnes opérées allaient nettement mieux – mais dans le groupe témoin cette part était également de 27 %. La fausse opération est tout aussi efficace que la vraie[27].

La cœlioscopie, dont les résultats avaient été annoncés immédiatement aux participants, a peut-être favorisé cet effet placebo. Car elle avait montré dans tous les cas qu'à part ces adhérences douteuses on n'avait rien trouvé de grave (comme des tumeurs, par exemple). Toutes les cœlioscopies ont apaisé les esprits et ont donc sans doute eu un effet positif sur la santé des patients. Quant à la chasse aux adhérences, les médecins peuvent s'en dispenser.

XII

LA CONNAISSANCE EST LE MEILLEUR DES REMÈDES

SEPT RECETTES POUR ÊTRE EN BONNE SANTÉ

Quand on propose des prestations absurdes, voire dangereuses, on se retrouve normalement tôt ou tard avec des carnets de commande vides, puis on est au chômage partiel, et on fait faillite. Car un jour la nouvelle s'est répandue que le service laissait à désirer, que les produits étaient mauvais. Pour le système de santé, les choses étaient différentes jusqu'à présent. La plupart des gens n'étaient guère en mesure de distinguer les traitements sensés des traitements absurdes. En tant que consommateurs, ils n'avaient donc pas le pouvoir de contrer l'offre des thérapies douteuses. C'est à nous de faire évoluer les choses. Il est temps qu'une révolution vienne modifier le cours de l'histoire de la médecine. Mettre la médecine au banc d'essai doit devenir une affaire d'intérêt général.

La connaissance est le meilleur des remèdes, et ce pour deux raisons :

Premièrement, elle vous aide à voir ce que vous pouvez faire vous-même pour votre santé : choisissez un médecin à qui il arrive aussi de ne prescrire aucun médicament. Qui vous encourage à prendre votre bien-être en main. Cela peut paraître simpliste, mais les chercheurs observent souvent qu'un mode de vie sain est la meilleure condition pour rester en bonne santé. Une personne qui arrête de fumer aujourd'hui fait plus pour sa santé que ce que la biomédecine ne pourra jamais lui apporter. Trente minutes d'exercice par jour et une alimentation équilibrée, voilà la vraie solution aux plus grandes maladies de notre temps. Un nombre imposant d'études en sont arrivées à la conclusion claire que l'exercice physique quotidien va de pair avec "un risque réduit de maladies cardiovasculaires, d'attaques cérébrales, de pertes de mémoire, de dépression, de diabète, d'obésité et, de manière générale, de mortalité[1]". Le risque de cancer du sein ou de l'intestin peut lui aussi être réduit par l'exercice physique. Cela vaut pour tous les âges ; il n'est jamais trop tard pour prendre sa santé en main. Les femmes de plus de soixante-cinq ans qui se mettent à pratiquer une activité physique se brisent plus rarement les os que celles qui restent sédentaires. Les vieux messieurs qui font une promenade quotidienne de deux kilomètres vivent nettement plus longtemps que ceux qui ne font qu'un kilomètre par jour. Les bons médecins nous transmettent ces informations, à nous ensuite de les mettre en pratique.

Deuxièmement, la connaissance fait de vous un consommateur éclairé, capable de remettre sur un droit chemin économique un système de santé à la dérive. S'il y a eu jusqu'ici autant de gaspillage dans le système de santé, c'est parce que les assurés se sont laissé imposer ou ont eux-mêmes demandé des prestations médicales à l'efficacité minimale, voire nulle. On a ainsi perdu des milliards.

Jusqu'à présent, ce sont les patients qui ont été jugés responsables de ces gaspillages. Economistes et hommes politiques affirmaient que les assurés allaient tout simplement trop souvent chez le médecin et étaient bien trop exigeants. Parce qu'ils payaient des cotisations élevées, ils réclamaient en contrepartie des médicaments ou des traitements même lorsqu'il ne s'agissait que d'un petit bobo ou d'un simple chagrin. Pour mettre fin à cela, il s'agirait donc, toujours selon ce raisonnement, d'augmenter la participation des patients aux coûts. Quand on paie de sa poche, on réfléchit à deux fois avant d'aller chez le médecin. C'est ainsi qu'en Allemagne on a instauré une taxe de 10 euros, que le patient règle une fois par trimestre s'il veut aller chez le médecin.

En réalité, ce péage médical mine le principe de solidarité et punit les gens qui sont vraiment malades. Nombreux sont les patients qui renoncent à une thérapie nécessaire. A l'inverse, les gens que cette taxe ne rebute pas continuent à se faire rouler par les charlatans modernes. Faire payer les gens n'est pas la solution. Les patients ont besoin d'informations honnêtes concernant les incertitudes de la médecine. C'est le meilleur moyen de les mettre à l'abri de thérapies douteuses. Lorsque, dans le canton suisse du Tessin, la population a été informée du pourcentage d'ablations inutiles de l'utérus, le nombre des opérations a diminué de 30 %[2].

Aujourd'hui encore, dans des pays comme l'Allemagne, les médecins jouent un rôle déterminant dans le choix des actes médicaux dont la population a besoin. Le fait que cela entraîne aussi des prescriptions inutiles ne s'explique pas seulement par des raisons d'ordre financier. Eugen Bleuler a expliqué cette manie de tester des traitements absurdes par la suffisance des médecins et leur incapacité à se remettre en question. Dans le classique paru en 1919, *Das autistisch-undisziplinierte Denken in der Medizin und seine Überwindung*, le psychiatre zurichois explique comment les médecins malhonnêtes se lancent dans des traitements qu'ils justifient par les attentes irréalistes de leurs patients : "Le besoin immédiat et pressant de son client fait en outre qu'il est difficile pour le médecin de dire que dans ce cas sa science ne peut rien, et qu'il serait mieux d'arrêter de gaspiller son temps et son argent pour des buts impossibles à atteindre[3]."

C'est cette "espérance" que les médecins invoquent lorsqu'ils percent des trous au laser dans le cœur ou soignent des patients souffrant d'une perte brusque de l'audition avec une solution d'eau sucrée. Avec un tel raisonnement, on justifie finalement *tous* les traitements – d'autant plus lorsque le prescripteur y gagne de quoi vivre. La médecine dépense sans compter : en l'espace d'une génération de médecins, les dépenses en médicaments et en thérapies ont été multipliées par plus de vingt en Allemagne. Cela fait des décennies que l'on soutire aux assurés des caisses publiques et privées des sommes de plus en plus élevées, qui se comptent en milliards, alors qu'on ne constate aucune amélioration comparable du niveau de santé. Pour développer encore ce système, on ne dit pas que la médecine est bonne pour la santé, mais on promet de nouveaux emplois[4].

Or s'il n'y a aucune contrepartie pour la santé des gens, cela ne fait que réduire le pouvoir économique du pays. Les dépenses consacrées au complexe médical pèsent sur les charges sociales sur salaire, ce qui a augmenté le coût de la main-d'œuvre en Allemagne.

Il serait naïf d'attendre que le système se limite lui-même ou d'espérer que l'avis des moralisateurs soit entendu. Les médecins, quant à eux, ne font que leur travail. C'est tout le système qui est fautif, et la tendance est à une commercialisation toujours plus grande. Le fait que certains médecins agissent comme des lobbyistes est passé dans l'usage. C'est ainsi que Hans Jürgen Möller, professeur de médecine et président d'une association qui porte le nom de Ligue du cerveau, a fait campagne, devant la Commission de la santé du Bundestag, le parlement allemand, pour la prescription de médicaments contre la maladie d'Alzheimer. La Ligue du cerveau est financée par des fabricants de tels médicaments. Möller a tout à fait admis "l'efficacité réduite" de ces produits contestés – et a tout de même plaidé en faveur de leur utilisation, en recourant à un argument révélateur : les autres patients, ceux qui sont atteints d'un cancer, par exemple, reçoivent eux aussi des médicaments à l'efficacité toute relative. Rien que pour cela, on n'aurait pas le droit de désavantager le traitement de l'alzheimer. Ce n'est pas l'argument de l'efficacité pharmacologique, mais le principe du traitement égal qui est invoqué pour abreuver la population de médicaments douteux[5].

On peut observer cette transformation du soignant en commerçant en prenant l'exemple des soins individuels, ce commerce réalisé avec les patients qui paient les prestations de leur poche : tout d'abord, le médecin et son équipe, qui a été formée à cette tâche, suscitent habilement la demande de prestations absurdes aux allures médicales. Le médecin vend alors ces fadaises – et justifie son commerce en prétendant avec hypocrisie qu'il ne fait que répondre aux souhaits de ses patients. Pour Johannes Köbberling, spécialiste de médecine interne à Wuppertal, c'est surtout pour des raison d'argent que les médecins répriment, au lieu de les rendre publics, les doutes qu'ils peuvent avoir quant aux thérapies absurdes. Les professeurs de médecine, justement, entretiennent des contacts étroits avec les laboratoires, ils encaissent des honoraires inconvenants, se font offrir des voyages et financer leurs recherches. Köbberling juge que "les dons financiers qui ont pour conséquence directe ou indirecte de passer des doutes sous silence sont un obstacle pour la science". "Ils sont donc toujours contraires à l'éthique, même s'ils ne contreviennent formellement à aucune loi[6]." Michael de Ridder, spécialiste de médecine interne à Berlin, formule une critique très dure. Dans le système de santé allemand d'aujourd'hui, fulmine-t-il, "on trouve un mélange d'intérêts égoïstes démesurés, de manque de professionnalisme, de mauvaises priorités et de honteuse malhonnêteté[7]".

Les profanes font de moins en moins confiance aux médecins. Environ 85 % des citoyens allemands sont favorables à un "contrôle technique du corps médical", et nous sommes 75 % à vouloir des informations honnêtes sur la qualité des médecins et des hôpitaux[8]. Nous sommes assoiffés d'informations et de transparence, et le temps est venu d'exiger de l'Etat et du monde politique la création d'un service de protection des consommateurs pour les patients.

Jusqu'ici, le pouvoir s'est presque toujours contenté de se demander *comment* nous, les cotisants, allions payer les coûts toujours plus élevés du complexe médico-industriel. Ce que nous voulons savoir, nous, c'est quelle contrepartie nous allons recevoir pour les cotisations que nous sommes obligés de payer ? Si l'on ramenait cette médecine du "on traite absolument tout" à un niveau raisonnable, la population ne serait pas plus malade, et elle serait plus riche : la part des traitements dont on peut se passer pourrait bien atteindre les 30 %. Voici sept recettes contre l'acharnement thérapeutique :

1. Sur les centaines de milliards d'euros que nous dépensons chaque année pour notre système de santé, seule une toute petite partie est consacrée aux recherches qui dressent le bilan des résultats des interventions médicales. L'Etat devrait consacrer le millième de toutes les dépenses de santé à des études menées par des chercheurs *indépendants* qui évalueraient l'efficacité de la médecine, et à la mise à disposition de tout le monde des résultats formulés en des termes accessibles. Les médecins

devraient également être confrontés au bilan de leur métier, tant au cours de leurs études que dans le cadre de la formation continue.

2. Les hommes politiques doivent repenser les attraits du système de santé. Qui pourrait en vouloir aux médecins d'effectuer surtout les actes médicaux qui sont particulièrement bien rémunérés par le système ? Les médecins passent aujourd'hui plus d'un tiers de leurs longues journées à faire de la paperasse. Ils remplissent des formulaires et doivent se conformer à des règlements toujours nouveaux. La ressource la plus importante qu'un médecin peut offrir à son patient n'est, bizarrement, presque jamais rémunérée : il s'agit du temps. Les médecins eux-mêmes expriment avec une énergie particulière cette volonté d'avoir plus de temps. "Pour 75 % des patients, il suffirait de discuter longuement avec eux pour arriver au bon diagnostic, déclare Bernd Frederich, spécialiste de médecine interne qui exerce à Darmstadt. Mais cela demande beaucoup de temps – et ce temps ne nous est pas payé[9]."

3. En médecine, les contrôles de qualité systématiques sont quasi inexistants. Les médecins se réfèrent bien trop souvent à de lointaines données industrielles, alors qu'ils devraient observer les conséquences concrètes de leurs actes. Les grands centres de chirurgie du dos, par exemple, opèrent certes jusqu'à mille patients par an, mais ils ne rassemblent absolument aucune information sur le devenir de ces patients. Les oncologues, quant à eux, manquent de preuves démontrant ce que leurs onéreux traitements apportent réellement aux patients. Dans les hôpitaux et les grands cabinets,

des chercheurs indépendants devraient commencer à examiner et interroger les patients après un traitement, et ce sur plusieurs années. Les résultats et les statistiques devraient être publiés afin que les futurs patients puissent se faire une idée du véritable bilan des traitements. La médecine doit pouvoir être mesurée à l'aune de la réalité.

4. En Allemagne, les nouvelles thérapies font en général leur apparition dans la pratique médicale sans avoir été soumises au moindre contrôle. Il est certes important de pouvoir faire rapidement bénéficier de nombreuses personnes d'une thérapie améliorée. Mais rien n'empêche d'associer le progrès et la raison. Le législateur et les caisses publiques ou privées ne devraient dépenser nos cotisations pour de nouvelles thérapies qu'à partir du moment où celles-ci ont été testées dans le cadre d'études cliniques, et donc sous contrôle scientifique. On ne saurait réprimer de nouvelles idées, mais il ne faut pas non plus qu'elles échappent à tout contrôle.

5. Les techniques chirurgicales ne sont presque jamais testées dans le cadre d'études contrôlées. Les quelques données dont nous disposons nous montrent combien il est nécessaire de se livrer systématiquement à de telles comparaisons : dans la plupart des études, les nouvelles techniques ne donnent pas de meilleurs résultats que les anciennes. Et ce n'est pas tout : les patients qui vont le mieux sont souvent ceux qui n'ont pas été opérés du tout[10]. Les médecins devraient être obligés de parler des résultats de ces études à leurs patients. Concrètement, cela veut dire qu'avant de pratiquer une arthroscopie sur un genou atteint de rhumatismes le médecin doit parler à son patient de l'étude sur le placebo

qui a montré qu'une fausse opération est tout aussi efficace qu'une vraie.

6. Si l'on veut avoir un système de protection des consommateurs pour les patients, il faut également que les affirmations des associations professionnelles de médecins soient évaluées et commentées par quelqu'un d'extérieur. L'Etat devrait apporter un soutien financier à des médecins et chercheurs indépendants afin qu'ils examinent les directives des différentes spécialités et publient leurs résultats sur Internet, par exemple. Les patients, mais aussi les journalistes et les médecins pourraient ainsi reconnaître plus facilement les pratiques douteuses. La proposition suivante, qui émane d'un professeur d'orthopédie, paraît elle aussi sensée : des médecins à la retraite pourraient organiser une consultation pour les patients afin que ceux-ci puissent avoir un second avis.

7. Plus que d'une thérapeutique quelconque, nous avons besoin d'une médecine qui se fonde sur des découvertes scientifiques, comme l'exigent les défenseurs de la médecine favorisant les traitements dont l'efficacité a été prouvée. Le traitement individuel ne peut évidemment pas être défini jusque dans les moindres détails. Mais cela n'empêche vraiment pas de soigner les patients en suivant des principes raisonnables. Chaque fois qu'un médecin propose un traitement à un patient, il devrait pouvoir apporter la preuve de l'efficacité de la mesure en question.

On ne manque heureusement pas de scientifiques et de médecins libres et prêts à s'engager dans cette voie. Au contraire, de nombreuses pierres ont déjà été posées : au CHU de Fribourg, des experts indépendants examinent les études portant sur des médicaments et mettent leurs résultats à la disposition d'autres médecins[11]. Les membres du Centre d'études de la Société allemande de chirurgie, basé au centre hospitalier universitaire de Heidelberg, commencent à examiner, dans des études, la valeur d'interventions chirurgicales[12]. L'Institut allemand d'information et de documentation médicale, dont le siège est à Cologne, pratique le Health Technology Assessment, c'est-à-dire l'examen scientifique de procédures médicales avant qu'elles ne soient intégrées au catalogue des soins pris en charge par les caisses d'assurance maladie[13]. Des neurologues du centre hospitalier universitaire de Hambourg-Eppendorf ont publié, en dépit de vives résistances, le premier guide indépendant sur les médicaments, destiné aux patients atteints de sclérose en plaques[14]. Enfin, l'Institut pour la qualité et la rentabilité du système de santé, qui siège à Cologne, commence à évaluer l'efficacité de médicaments – en des termes accessibles à tous[15].

Soutenir ces pionniers, et d'autres encore, est le meilleur investissement que nous ayons réalisé pour notre santé depuis longtemps. La connaissance des côtés obscurs de la médecine ne doit pas rester le privilège d'une minorité. Tous les patients doivent être aussi bien informés que les médecins, et nous bénéficierons alors de la médecine comme aucune autre génération avant nous.

NOTES

I. LE CÔTÉ OBSCUR DE LA MÉDECINE

1. Citation tirée de *Der Spiegel*, n° 13, 1995.
2. Schofield, P. *et al.*, "Transmyocardial Laser Revascularisation in Patients with Refractory Angina : A Randomised Controlled Trial", *The Lancet* 353, 1999, p. 519-524.
3. D'après la publicité qu'il fait sur Internet : www.herz-zentrum.com/leistungen/herzlaser.htm (consulté le 16 mai 2005).
4. Shekelle, Paul, "Are Appropriateness Criteria Ready for the Use in Clinical Practice ?", *The New England Journal of Medicine* 344, 2001, p. 677-678.
5. Citation tirée du *New York Times* du 11 juillet 2002.
6. Schriewer, Hilko, "Arzt zwischen Tradition und Wertewandel", *Deutsches Ärzteblatt* 95, cahier n° 43, 1998, p. A 2685-2688.
7. Brown, Walter, "Der Placeboeffekt", *Spektrum der Wissenschaft* 1, 2002, p. 30.
8. Naylor, C. D., "Grey Zones of Clinical Practice : Some Limits of Evidence Based Medicine", *The Lancet* 345, 1995, p. 840-842.
9. Seiler, Christoph *et al.*, "Plädoyer für mehr evidenzbasierte Chirurgie", *Deutsches Ärzteblatt* 6, 2004, p. A 328-A 334.
10. Fiege, Mona, *Determinanten ärztlichen Handelns in der Akuttherapie des Hörsturzes*. Thèse de doctorat en vue de

l'obtention du titre de docteur en médecine de l'université de Witten/Herdecke, spécialité médecine, 2005.
11. www.hno.org/leitl.htm.
12. Intervention de Jutta Engel lors de la 24e session annuelle de la Société allemande de sénologie à Fribourg en septembre 2004.
13. Rice, Thomas, *Stichwort : Gesundheitsökonomie*, Bonn, 2004, p. 112.
14. Citation tirée de la *Schweizerische Ärztezeitung* 84, 2004, p. 322.
15. Deyo, Richard, "Low Back Pain", *Scientific American* 8, 1998, p. 29.
16. Cette étude portait sur 89 000 assurés d'une caisse d'assurance maladie californienne. Cf. Longstreth, George et Yao, Janis, "Irritable Bowel Syndrome and Surgery : A Multivariable Analysis", *Gastroenterology* 126, 2004, p. 1665-1673.
17. Talley, Nicholas, "Unnecessary Abdominal and Back Surgery in Irritable Bowel Syndrome : Time to Stem the Flood Now ?", *Gastroenterology* 126, 2004, p. 1899-1903.
18. Shojania, Kaveh *et al.*, "Changes in Rates of Autopsy-Detected Diagnostic Errors Over Time", *Jama* 289, 2003, p. 2849-2856.
19. Bodenheimer, Thomas, "The Movement for Improved Quality in Health Care", *The New England Journal of Medicine* 340, 1999, p. 488-492.
20. www.svr-gesundheit.de.
21. *Chirurgische Allgemeine*, cahier n° 3, 2005.
22. Schiltenwolf, Marcus *et al.*, "Der Facharzt für Orthopädie als (fiktiver) Patient – Akzeptanz und Zumutbarkeit orthopädischer Operationsindikationen aus seiner Sicht", *Orthopädische Praxis* 12, 1994, p. 754-758.
23. Domenighetti, Gianfranco *et al.*, "Revisiting the Most Informed Consumer of Surgical Services – the Physician Patient", *International Journal of Technology Assessment in Health Care*, 9 : 4, 1993, p. 505-513.
24. Schwartz, Friedrich *et al.*, "Akzeptanz von Standardtherapien bei niedergelassenen Fachärzten – Potentiale für

die Qualitätssicherung ?!", *Die Krankenversicherung* 48 (3), 1996, p. 75-83.

25. Conversation privée du 26 octobre 2004.

26. Halter, Hans (sous la direction de), *Vorsicht Arzt !*, Reinbek, 1981.

II. ABSURDITÉS ET FAUSSES CONCLUSIONS

1. Friedrich Hoffmann (1660-1742), professeur à l'université de Halle, a établi "sept règles pour garder la santé", qui paraissent toujours actuelles : 1. On évitera les excès en tout genre, car cela est contraire à la nature. 2. On ne procédera pas à un changement trop rapide de ses habitudes, car, avec le temps, l'habitude devient notre seconde nature. 3. On sera toujours gai et serein, car cela est le meilleur remède pour avoir une vie longue et saine. 4. Qu'on passe le plus de temps possible à l'air pur et tempéré. 5. On se nourrira avec les meilleurs aliments, qui sont ceux qui, comme le veut notre nature, sont facilement absorbés par l'estomac et quittent notre corps aussi facilement. 6. On adaptera la quantité de nourriture à son activité et à la force de son corps. 7. Quand on tient à sa santé, mieux vaut fuir les médecins et leurs remèdes. Cf. Boschung, Urs, "Sei fröhlich und ruhigen Gemütes", *VSAO-Journal*, n° 4, 2005.

2. Patterson, Kevin, "What Doctors Don't Know (Almost Everything)", *The New York Time Magazine*, 5 mai 2002.

3. O'Neill, F., *The Mammoth Book of Oddities*, Londres, 1996, p. 379.

4. Porter, Roy, *Die Kunst des Heilens*, Heidelberg, 2000, p. 271 (titre original : *The Greatest Benefit to Mankind*, Londres, 1997 *[N.d.T.]*).

5. *Ibid.*, p. 235.

6. Thomas, Lewis, *La Méduse et l'Escargot*, Paris, 1980.

7. Shaw, George Bernard, *Le Dilemme du docteur*, Paris, 1908.

8. Abel, Ulrich et Windeler, Jürgen, "Irrtümer in der Bewertung medizinischer Interventionen – Ursachen und Konsequenzen", *Loseblattwerk Naturheilverfahren*, mai 2002.

9. Citation tirée de Halter, Hans (sous la direction de), *Vorsicht Arzt !*, *op. cit.*

10. Abel, Ulrich et Windeler, Jürgen, art. cité.

11. Scale, Detlef, "Das Kreuz mit dem Kreuz", *Forschung Frankfurt* 1, 2004, p. 22-27.

12. Conversation privée du 8 février 2005, citation tirée de *GÉO*, n° 10, 2003.

13. Rice, Thomas, *op. cit.*, p. 112.

14. Communiqué de presse de la Duke University datant du 11 septembre 2004.

15. Citation tirée de *Psychologie heute*, n° 5, 2000, p. 52.

16. Spiegel, David, "Placebos in Practice", *British Medical Journal* 329, 2004, p. 927.

17. *Ibid.*, p. 927-928.

18. Skrabanek, Petr et McCormick, James, *Torheiten und Trugschlüsse in der Medizin*, Mayence, 1995, p. 11 (paru en France sous le titre *Idées folles, idées fausses en médecine*, Paris, 1992 *[N.d.T.]*).

19. Deichmann, Ute et Müller-Hill, Benno, "The Fraud of Abderhalden's Enzymes", *Nature*, n° 6681, 1998, p. 109.

20. Communiqué de presse de l'agence allemande pour les médicaments et produits pharmaceutiques du 20 décembre 2004.

21. Abel, Ulrich et Windeler, Jürgen, art. cité.

22. Voir le *Frankfurter Allgemeine Zeitung* du 25 novembre 2001.

23. D'après Shaughnessy, Allen et Slawson, David, "Easy Ways to Resist Change in Medicine", *British Medical Journal* 329, 2004, p. 1473.

24. Citation tirée de Abel, Ulrich et Windeler, Jürgen, art. cité.

25. Hensley, Scott et Abboud, Leila, "Medical Research as «Black Hole»", *Wall Street Journal*, 4 juin 2004.

26. Whittington, Craig *et al.*, "Selective Serotonin Reuptake Inhibitors in Childhood Depression : Systematic Review of Published versus Unpublished Data", *The Lancet* 363, p. 1341-1345, 2004.

27. Kleist, Peter, "Publikationsbias durch Datenduplikation und Datenselektion", *Schweizerische Ärztezeitung* 85, 2004, p. 2506.

28. Wagener, Peter, *Verblindung – Manipulationen am Pharmamarkt*, Münster, 2004.
29. Rochon, P. *et al.*, "The Evolution of Clinical Trials : Inclusion and Representation", *Canadian Medical Association Journal* 159, 1998, p. 1373-1374.

III. MOINS ON EN FAIT, MIEUX ON SE PORTE

1. Cherkin, D. *et al.*, "An International Comparison of Back Surgery Rates", *Spine* 19, 2004, p. 1201-1206.
2. Notes datées du 3 avril et du 5 mai 2000. Source : *Der Spiegel*, n° 44, 2000, p. 295.
3. Gruber, Jonathan et Owings, Maria : "Physician Incentives and Cesarian Section", NBER Working Paper n° W4933, novembre 1994. http ://ssrn.com/abstract=245846.
4. Source : Rapport 2003 sur les hôpitaux de l'Institut scientifique de la caisse d'assurance maladie AOK (WIdO).
5. McKeown, Thomas, *The Role of Medicine*, Princeton, 1976.
6. Citation tirée de Abramson, John, *Overdosed America*, New York, 2004, p. 50.
7. Ridder, Michael de, "Rote Karte für die Kurpfuscher", *Geo-Wissen*, 1er octobre 2002.
8. www.oecd.org/Deutschland/Dokumente/healthataglance-deu.pdf. Ces informations concernent l'année 2001. Les chiffres originaux sont exprimés en dollars : le montant s'élève à 2 808 dollars par an et par habitant, contre 2 161 dollars en moyenne pour les autres pays.
9. Roos, Leslie *et al.*, "Postsurgical Mortality in Manitoba and New England", *Jama* 263, 1990, p. 2453-2458.
10. Les dépenses par assuré font référence au programme Medicare de 2000. Cf. Fisher, Elliott, "Medical Care – Is More Always Better ?", *The New England Journal of Medicine* 349, 2003, p. 1665-1667.
11. Citation tirée de : Friedhoff, Stephanie, "Hey Doc, was habe ich heute ?", *Neue Zürcher Zeitung* folio n° 3, 2004.

12. Fisher, Elliott *et al.*, "The Implications of Regional Variations in Medicare Spending", *Ann Intern Med* 138, 2003, p. 273-287.
13. Fisher, Elliott et Welch, Gilbert, "Avoiding the Unintended Consequences of Growth in Medical Care", *Jama* 281, 1999, p. 446-453.
14. Abel, Ulrich et Windeler, Jürgen, art. cité.
15. "The Cardiac Arrhythmia Suppression Trial (CAST) Investigators : Preliminary Report : Effect of Encainide and Flecainide on Mortality in a Randomized Trial of Arrhythmia Suppression after Myocardial Infarction", *New England Journal of Medicine* 321, 1989, p. 406-412.
16. Guadagnoli, E. *et al.*, "Variation in the Use of Cardiac Procedures After Acute Myocardial Infarction", *New England Journal of Medicine* 333, 1995, p. 573-578.
17. Citation tirée de Halter, Hans, *op. cit.*
18. Welch, Gilbert, "Dangers in Early Detection", *The Washington Post*, 1er juillet 2004.
19. Conversation privée avec le professeur Johannes Köbberling, chef du service de médecine interne à l'hôpital de Wuppertal.
20. Assmann, Gerd *et al.*, "Nationale Cholesterin-Initiative", *Deutsches Ärzteblatt*, cahier n° 17 A, 1990, p. 1358-1382.
21. www.dr-dresch.de.
22. Berrington de González, Amy et Darby, Sarah, "Risk of Cancer from Diagnostic X-Rays : Estimates for the UK and 14 another Countries", *The Lancet* 363, 2004, p. 345-351.
23. Herzog, Peter et Rieger, Christina, "Risk of Cancer from Diagnostic X-Rays", *The Lancet* 363, 2004, p. 340-341.
24. *Chirurgische Allgemeine*, cahier n° 3, 2004, p. 100.
25. Citation tirée du *New York Times* du 21 juillet 2002.
26. Fisher, Elliott et Welch, Gilbert, art. cité.
27. *Ibid.*
28. Blech, Jörg, "Tod durch Krakelei", *Der Spiegel*, n° 24, 2000.
29. Fisher, Elliott, et Welch, Gilbert, art. cité.
30. Fisher, Elliott, art. cité.
31. *Ibid.*

32. Ashton, Carol *et al.*, "Hospital Use and Survival among Veteran Affairs Beneficiaries", *The New England Journal of Medicine* 349, 2003, p. 1637-1646.
33. Siegel-Itzkovitch, Judith, "Doctors' Strike in Israel May be Good for Health", *British Medical Journal* 320, 2000, p. 1561.

IV. OÙ LE CABINET DU MÉDECIN SE CHANGE EN SUPERMARCHÉ

1. Cf. *IGeL-plus*, n° 1, 2003.
2. Ces chiffres se réfèrent à une étude réalisée auprès de 3 000 assurés des caisses publiques, cf. Zok, Klaus, "Private Zusatzangebote in der Praxis", *Wido-monitor* 1, 2004, p. 1-7.
3. Jörg-Dietrich Hoppe dans la *Frankfurter Rundschau*, 21 février 2005.
4. Situation en mars 2005.
5. Courrier des lecteurs de *Die Zeit*, 8 avril 1999.
6. Cf. *Die IGeL-Praxis*, Munich, 2004.
7. Cf. *IGeL-plus*, n° 1, 2004.
8. Lettre du 27 janvier 2003.
9. Courrier de Sanorell Pharma daté du 20 décembre 2004.
10. Blech, Jörg, *Les Inventeurs de maladies*, Arles, 2005.
11. Cf. *IGeL-plus*, n° 1, 2003.
12. *Ärzte Zeitung*, 27 juillet 2004.
13. *Die IGeL-Praxis*, Munich, 2004.
14. www.emea.eu.int/pdfs/human/referral/326303en.pdf.
15. Zok, Klaus, art. cité.
16. Umbach, Silke, "Teurer Unsinn vom Arzt", *Stern Spezial Gesund Leben*, 1er avril 2004.
17. Cf. Schumann, Claudia, "Zuzahlungen im gynäkologischen Bereich – wem nutzt es ?", *Clio* 59, n° 4, 2004, p. 14-16. Cette revue est éditée par le Centre féministe pour la santé des femmes de Berlin ; www.ffgz.de.
18. Cette restriction date du 6 mai 2004 ; www.bfarm.de.
19. Intervention lors d'un congrès d'urologie en septembre 2004 à Wiesbaden.

20. Cf. "Heilmethode oder Hokuspokus", *Medical Tribune*, 6 janvier 2004.
21. Source : *Stern Spezial Gesund Leben*, 1er avril 2004.
22. Citation tirée de *IGeL-plus* n° 1, 2003.

V. AU PAYS DES AVALEURS DE PILULES

1. www.who.int/medicines.
2. *MMW-Fortschritte der Medizin*, n° 25, 2002.
3. Wehling, M. et Peiter, A., "Arzneimitteltherapie im Alter aus Sicht des klinischen Pharmakologen", *Internist* 44, 2003, p. 1003-1009.
4. Schnurrer, J. U. et Frölich, J. C., "Zur Häufigkeit und Vermeidbarkeit von tödlichen unerwünschten Arzneimittelwirkungen", *Der Internist* 44, 2003, p. 889-895. L'étude en question a été menée à Askerhus, en Norvège.
5. Schroeder, Knut et Fahey, Tom, "Systematic Review of Randomised Controlled Trials of Over the Counter Cough Medicines for Acute Cough in Adults", *British Medical Journal* 324, 2002 ; 10.1136/bmj.324.7333.329.
6. Kaiser, Thomas *et al.*, "Sind die Aussagen medizinischer Werbeprospekte korrekt ?", *Arznei-telegramm*, n° 2, 2004, p. 21-23.
7. Schwalbe, Ullrich et Paffrath, Dieter (sous la direction de), *Arzneiverordungs-Report 2004*, Berlin, Heidelberg, 2004.
8. Wagener, Peter, *Verblindung – Manipulationen am Pharmamarkt*, Münster, 2004.
9. Blech, Jörg, "Pillen zum Vergessen", *Der Spiegel*, n° 33, 2004.
10. Kaduskiewicz, Hanna, "Fragliche Evidenz für den Einsatz des Cholinesterasehemmers Donepezil bei Alzheimer-Demenz – eine systematische Übersichtsarbeit", *Fortschr Neurol Psychiat* 72, 2004, p. 557-563.
11. Conversation privée avec le professeur Jörg Hasford, de l'Institut du traitement des informations médicales, de biométrie et d'épidémiologie (IBE) de l'université de Munich.

12. AD2000 Collaborative Group : "Long-Term Donepezil Treatment in 565 Patients with Alzheimer's Disease (AD2000) : Randomized Double-Blind Trial", *The Lancet* 363, 2004, p. 2105-2115.
13. Blech, Jörg, art. cité.
14. Kmietowicz, Zosia, "NICE Proposes to Withdraw Alzheimer's Drugs from NHS", *The British Medical Journal* 330, 10.1136/bmj.330.7490.495-a.
15. Blech, Jörg, *Les Inventeurs de maladies, op. cit.*
16. Cummings, Steven *et al.*, "Effect of Alendronate on Risk of Fracture in Women with Low Bone Density but Without Vertebral Fractures : Results from the Fracture Intervention Trial", *Jama* 280, 1998, p. 2077-2082.
17. Abramson, John, *op. cit.*
18. Bone, Henry *et al.*, "Ten Years' Experience With Alendronate for Osteoporosis in Postmenopausal Women", *The New England Journal of Medicine* 350, 2004, p. 1189-1199.
19. McClung, Michael *et al.*, "Effect of Residronate on the Risk of Hip Fracture in Elderly Women", *The New England Journal of Medicine* 344, 2001, p. 333-340.
20. Cummings, Steven *et al.*, art. cité.
21. Green, C., "Bone Mineral Density Testing : Does the Evidence Support its Selective Use in Well Women ?", *Vancouver, BC : British Columbia Office of Health Technology Assessment*, 1997.
22. Gregg, Edward *et al.*, "Physical Activity and Osteoporotic Fracture Risk in Older Women", *Annals of Internal Medicine* 129, 1998, p. 81-88.
23. Abramson, John, *op. cit.*
24. Blech, Jörg, "Phantom im Po", *Der Spiegel*, n° 51, 2004.
25. Rohde, H. et Christ, H., "Hämorrhoiden werden zu häufig vermutet und behandelt", *Deutsche Medizinische Wochenschrift* 129, 2004, p. 1965-1969.
26. Stelzner, Friedrich, "Das Corpuscavernosum recti und seine Hyperplasie – die Hämorrhoiden", *Deutsches Ärtzeblatt* 87, n° 36, 1990.
27. Bischoff, Angelika, "Proktologische Erkrankungen – Die meisten Ursachen sind sichtbar oder tastbar", *MMW-Fortschr. Med*, n° 31-32, 2004, p. 4-8.

VI. LES LIMITES DU DÉPISTAGE

1. Black, William et Welch, Gilbert, "Advances in Diagnostic Imaging and Overestimation of Disease Prevalence and the Benefits of Therapy", *The New England Journal of Medicine* 328, 1993, p. 1237-1243.
2. Folkman, Judah et Kalluri, Raghu, "Cancer Without Disease", *Nature* 427, 2004, p. 787.
3. Cette citation ainsi que les autres informations sont tirées d'une brochure très intéressante sur le dépistage précoce du cancer du sein, *Brustkrebs Früherkennung*, par Eva Schindele et Ingrid Mühlhauser. On la trouve sur Internet, à l'adresse suivante : www.nationales-netzwerk-frauengesundheit.de.
4. www.nationales-netzwerk-frauengesundheit.de.
5. Source : Message du Nationales Netzwerk Frauen und Gesundheit : Bedrohung Brustkrebs – Allheilmittel Mammografie ?
6. Koch, Klaus, "PSA-Test und Prostata-Karzinom : Ein Beispiel für das Dilemm der Früherkennung", *Deutsches Ärtzeblatt* 39, 2003, p. A-2486.
7. Holmberg, Lars *et al.*, "A Randomized Trial Comparing Radical Prostatectomy with Watchful Waiting in Early Prostate Cancer", *The New England Journal of Medicine* 347, 2002, p. 781-789.
8. Welch, Gilbert, art. cité, A 22.
9. Communiqué de presse de la Stanford University datant du 10 septembre 2004, intitulée "Stanford Researcher Declares «PSA era is over» in Predicting Prostate Cancer Risk".
10. Dockser Marcus, Amy, "At 32, a Decision : Is Cancer Small Enough to Ignore ?", *Wall Street Journal*, 20 décembre 2004.
11. Thompson, Ian *et al.*, "Prevalence of Prostate Cancer among Men with a Prostate-Specific Antigen Level 4.0 ng per Milliliter", *The New England Journal of Medicine* 350, 2004, p. 2239-2246.
12. www.ebm-netzwerk.de.

VII. DOUTES SUR LA CHIMIOTHÉRAPIE

1. Vu lors du 55e congrès de la Société allemande de gynécologie et d'obstétrique en septembre 2004 à Hambourg.
2. Blech, Jörg, "Giftkur ohne Nutzen", *Der Spiegel*, n° 41, 2004, p. 160.
3. Etzioni, Ruth *et al.*, "The Case of Early Detection", *Nature Reviews / Cancer* 3, 2003, p. 1-10.
4. Johnson, John *et al.*, "End Points and United States Food and Drug Administration Approval of Oncology Drugs", *Journal of Clinical Oncology* 21, 2003, p. 1404-1411.
5. Abramson, John, *op. cit.*
6. Abel, Ulrich, *Chemotherapie fortgeschrittener Karzinome*, Stuttgart, 1995.
7. POEM : "Cancer Patients Are not Able to Postpone Death for Important Events", *The British Medical Journal* 330, 2005.
8. Citation tirée du *Spiegel* n° 26, 1987.
9. Abel, Ulrich, *op. cit.*
10. *Ibid.*
11. www.tk-online.de (le 26 avril 2005).
12. Source : *Der Spiegel*, n° 41, 2004. Ces déclarations se basent sur des chiffres du IMS Health.
13. Garattini, Silvio et Bertelé, Vittorio, "Efficacity, Safety and Cost of New Anticancer Drugs", *The British Medical Journal* 325, 2002, p. 269-271.
14. André, Fabrice *et al.*, "Breast Cancer with Synchronous Metastases : Trend in Survival During a 14-Year Period", *Journal of Clinical Oncology* 22, 2004, p. 3302.
15. Feinstein, A. *et al.*, "The Will Rogers Phenomen. Stage Migration and New Diagnostic Techniques as a Source of Misleading Statistics for Survival in Cancer", *The New England Journal of Medicine* 312, 1985, p. 1604-1608. Ce concept décrit une action avec des conséquences inattendues, et doit son nom au comique américain Will Rogers. Une partie de la population de l'Oklahoma étant allée s'installer en Californie, avait-il un jour remarqué avec ironie, le quotient intellectuel moyen avait augmenté dans les deux Etats.

16. Seeber, Siegfried *et al.*, "Stellungnahme des Geschäftsführenden Vorsitzenden der Deutschen Gesellschaft für Hämatologie und Onkologie (DGHO) zum «Disease-Management-Programm» Mammakarzinom", *FoOnkologie* 5, 2002, p. 257-259.
17. Giordano, Sharon *et al.*, "Is Breast Cancer Survival Improving ?", *Cancer* 100, 2004, p. 44-52.
18. Communiqué de presse de la Société allemande d'hématologie et d'oncologie du 8 octobre 2004.
19. Asco 2004 Breast Cancer Report.

VIII. LES MYTHES DE L'ORTHOPÉDIE

1. Engelhardt, Rita, "Die Moden der Orthopäden", *Die Zeit*, n° 24, 1999.
2. Jani, Lutz *et al.*, "Verlauf der idiopathischen Coxa antetorta", *Orthopäde* 8, 1979, p. 5-11.
3. Message personnel du professeur Marcus Schiltenwolf, du service d'orthopédie du centre hospitalier universitaire de Heidelberg.
4. Cours donné à Heidelberg le 11 décembre 1996 et qui, selon Marcus Schiltenwolf, est toujours d'actualité.
5. Conversation privée avec Matthias Perleth du bureau fédéral de l'AOK.
6. www.dsg-info.de/index.asp (le 6 avril 2005).
7. Engelhardt, Rita, art. cité.
8. C'est ainsi qu'en 2001 on a pratiqué au total 182 912 arthroscopies dans les hôpitaux allemands. En chirurgie ambulatoire, on a compté 222 365 interventions, on ne distingue toutefois pas ici entre les différentes articulations. Source : Matthias Perleth, du bureau fédéral de l'AOK.
9. Citation tirée du *New York Times*, 11 juillet 2002.
10. Moseley, Bruce *et al.*, "A Controlled Trial of Arthroscopic Surgery for Osteoarthritis of the Knee", *The New England Journal of Medicine* 347, 2002, p. 81-88.
11. Citation d'un communiqué du National Institute on Aging (Etats-Unis) du 31 décembre 1996. Cf. Ettinger, W. *et al.*,

"A Randomized Trial Comparing Aerobic Exercise and Resistance Exercise With a Health Education Program in Older Adults With Knee Osteoarthritis. The Fitness Arthritis and Seniors Trial (FAST)", *Jama* 277, 1997, p. 25-31.
12. www.gerac.de.
13. D'après Marcus Schiltenwolf.

IX. UN COUP DE BISTOURI DANS LE DOS

1. Lühmann, Dagmar *et al.*, *Minimal-invasive Verfahren zur Behandlung des Bandscheibenvorfalls*, Lübeck, 2005 ; www.dimdi.de/dynamic/de.
2. Voir leur propre publicité sur Internet : www.klinik-am-ring.de/neuro_thesys.htm (le 19 mars 2005).
3. Communiqué de presse non daté, diffusé par fax le 16 décembre 2004.
4. Jäckle, Renate, "Konservativ ist meistens besser", *MMW-Fortschr. Med*, n° 3-4, 2002, p. 6-10.
5. Lühmann, Dagmar *et al.*, *op. cit.*
6. An, Howard *et al.*, "Emerging Techniques for Treatment of Degenerative Lumar Disc Disease", *Spine* 28, 2003, p. 24-25.
7. Communiqué de presse de la faculté de médecine de Lübeck du 15 juillet 2001.
8. Krämer, Jürgen, "Der Spontanverlauf des lumbalen Bandscheibensyndroms", *Leopoldina* 44, 1999, p. 401-410.
9. Blech, Jörg, "Ein schmerzlicher Vorfall", *Die Zeit*, n° 30, 1999.
10. Deyo, Richard, "Fads in the Treatment of Low Back Pain", *The New England Journal of Medicine* 325, 1991, p. 1039-1040.
11. Breitenberger, Johannes et Haaker, Rolf, *Der lumbale Bandscheibenvorfall*, Darmstadt, 2003.
12. Krämer, Jürgen et Theodoridis, Theodoros, "Das Kreuz mit dem Rücken", *Pharm*, 16 janvier 2003, p. 28-32.
13. Talbot, Lina, "Failed Back Surgery Syndrome", *British Medical Journal* 327, 2003, p. 985-986.
14. Clark, Stephanie, "How Can Trials in Back Surgery be Done ?", *The Lancet* 353, 1999, p. 988.

15. Fairbank, Jeremy *et al.*, "Randomised Controlled Trial to Compare Surgical Stabilisation of the Lumbar Spine with an Intensive Rehabilitation Programme for Patients with Chronic Low Back Pain : the MRC Spine Stabilisation Trial", *British Medical Journal*, doi : 10.1136/bmj.38441.620417.BF, publié le 23 mai 2005.
16. Communiqué de Lamers PR du 19 février 2002.
17. Communiqué de presse du 25 juin 2002.
18. Bartens, Werner, "Vom Kopf ins Kreuz", *SZ-Wissen*, n° 2, 2005.
19. Jarvik, Jeffrey, "Rapid Magnetic Resonance Imaging vs Radiographs for Patients With Low Back Pain", *Jama* 289, 2003, p. 2810-2818.
20. Lühmann, Dagmar *et al.*, *op. cit.*
21. *Ärztliche Praxis*, 15 janvier 2002.
22. Kendrick, Denise *et al.*, "Radiography of the Lumbar Spine in Primary Care Patients With Low Back Pain", *British Medical Journal* 322, 2001, p. 400-405.
23. Krämer, Jürgen, art. cité.

X. DROIT AU CŒUR

1. Citation tirée de Porter, Roy, *op. cit.*
2. Blech, Jörg, "Virtueller Flug durchs Herz", *Der Spiegel*, n° 1, 2005.
3. *Ibid.*
4. Citation tirée du *New York Times*, 17 novembre 2004.
5. Blech, Jörg, "Virtueller Flug durchs Herz", art. cité.
6. Le rapport de cardiologie rédigé en 2003 par Ernst Bruckenberger donne un bon aperçu (www.herzbericht.de).
7. *Ibid.*
8. Ridder, Michael de, "Author's Reply", *The Lancet* 360, 2002, p. 1695.
9. Citation tirée de *Der Spiegel*, n° 27, 2001.
10. Tendolkar, Anil G. *et al.*, "Coronary Artery Bypass Grafting, an Off-Affair", *IJTVS* 92, 2003, p. 92-101, et Heyll, Uwe, *Risikofaktor Medizin*, Francfort-sur-le-Main, 2004.

11. *Munzinger Archiv*, n° 4, 21 janvier 1957.
12. Johnson, Alan, "Surgery as a Placebo", *The Lancet* 344, 1994, p. 1140-1142.
13. Conversation privée avec Axel Laczkovics, qui dirige la clinique de chirurgie cardio-thoracique de l'hôpital de Bergmannsheil.
14. Cf. The Veterans Administration Coronary Artery Bypass Group : "Eleven Year Survival in the Veterans Administration Randomized Trial of Coronary Bypass Surgery for Stable Angina", *The New England Journal of Medicine* 311, 1984, p. 1333.
15. Source : *Herz heute*, n° 4, 2004, p. 16. Le taux de complications après cinq ans concerne les ponts formés par des veines, dont on n'a pu se passer pour des raisons techniques. Les ponts formés exclusivement par des artères sont encore en état de fonctionner, dans 85 % des cas, au bout de dix ans.
16. Heyll, Uwe, *op. cit.*
17. Cf. le rapport de cardiologie 2003 d'Ernst Bruckenberger (www.herzbericht.de).
18. Citation tirée du *Kölner Express*, 1er août 1997.
19. Olshausen, Klaus von et Pop, Tiberius, "Der okulo-stenotische Reflex", *Hamburger Ärzteblatt*, n° 9, 2004, p. 392.
20. Ridder, Michael de, "The Soft Science of German Cardiology", *The Lancet* 359, 2002, p. 2027-2029.
21. Erdmann, Erland, "Mangelnde ärztliche Sorgfalt ?", *Deutsche Medizinische Wochenschrift* 127, 2002, p. 1741.
22. Lange, Richard et Hillis, David, "Use and Overuse of Angiography and Revascularisation for Acute Coronary Syndromes", *New England Journal of Medicine* 338, 1998, p. 1838-1839.
23. Boden, William *et al.*, "Outcomes in Patients With Acute Non-Q-Wave Myocardial Infarction Randomly Assigned to an Invasive as Compared with a Conservative Management Strategy", *New England Journal of Medicine* 338, 1998, p. 1785-1792.
24. Walter, Claudia *et al.*, "Management of Stable Coronary Disease : Primum Nil Nocere – Response", *Circulation* 110, 2004, e65.

25. Hambrecht, Rainer *et al.*, "Percutaneous Coronary Angioplasty Compared With Exercise Training in Patients with Stable Coronary Artery Disease : a Randomized Trial", *Circulation* 109, 2004, p. 1371-1378.
26. Porter, Roy, *op. cit.*, p. 586.

XI. ILLUSIONS CHIRURGICALES

1. McRae, Cynthia *et al.*, "Effects of Perceived Treatment on Quality of Life and Medical Outcomes in a Double-Blind Placebo Surgery Trial", *Archives of General Psychiatry* 61, p. 412-420.
2. Neumayer, L. *et al.*, "Open Mesh Versus Laparoscopic Mesh Repair of Inguinal Hernia", *New England Journal of Medicine* 350, 2004, p. 1819-1827.
3. Gerhardt, Oliver et Böhm, Bartholomäus, "Leistenhernien : Todesfall nach laparoskopischer Netzimplantation", *Chirurgische Allgemeine*, n° 11-12, 2004, p. 462.
4. Wente, Moritz *et al.*, "Perspective of Evidence-based Surgery", *Digestive Surgery* 20, 2003, p. 263-269.
5. Seiler, Christoph *et al.*, art. cité.
6. Lilford, R., "Hysterectomy : Will it Pay the Bills in 2007 ?", *British Medical Journal* 314, 1997, p. 160.
7. Voir Kolip, Petra (sous la direction de), *Weiblichkeit ist keine Krankheit*, Weinheim, 2000.
8. Citation tirée de *Gebärmutterentfernung*, une brochure du Centre féministe pour la santé de la femme, à Berlin, édition 2005.
9. Le très intéressant traité qu'a consacré Klaus Müller à l'ablation de l'utérus figure dans l'ouvrage publié sous la direction de Petra Kolip, *Weiblichkeit ist keine Krankheit*, *op. cit.*
10. BQS-Qualitätsreport 2003, www.bqs-online.de. Ce rapport ne décrit probablement que la partie émergée de l'iceberg. Car ces données concernant la qualité des soins ont été livrées par les chirurgiens et les médecins eux-mêmes. En outre, et c'est absurde, les informations sont toujours codées avant d'être

relevées. Ce qui fait que ce rapport n'a pas appris aux patients et aux médecins qui les envoient chez un spécialiste quelles étaient les performances de tel ou tel hôpital.

11. Le chiffre pour l'Allemagne est celui de 1997, pour la France, il s'agit de l'année 1991-1992, et pour les Etats-Unis de 1995. Source : Kolip, Petra, *op. cit.*

12. Domenighetti, Gianfranco et Casabianca, Antoine, "Rate of Hysterectomy is Lower Among Female Doctors and Lawyer's Wives", *British Medical Journal* 314, 1997, p. 1417.

13. Kater, Kolja, "Wächter im Körper", *Die Zeit*, 15 juin 1973.

14. Fath, Roland, "Tonsillectomie in Deutschland zu häufig ?", *Deutsche Medizinische Wochenschrift* 129, 2004, p. 2642.

15. Citation tirée de *Der Spiegel*, n° 51, 2004, p. 159.

16. Van den Staaij, Birgit *et al.*, "Effectiveness of Adenotonsillectomy in Children with Mild Symptoms of Throat Infections or Adenotonsillar Hypertrophy : Open, Randomized Controlled Trial", *British Medical Journal* 329, 2004 ; doi : 10.1136/bmj.38210.827917.7C (publié le 10 septembre 2004).

17. Domenighetti, Gianfranco et Bisig, Brigitte, "Tonsillectomy : a Family-transmissible Chirurgical Procedure", *The Lancet* 346, 1995, p. 1376.

18. Barnett, Henry *et al.*, "The Dilemma of Surgical Treatment for Patients with Asymptomatic Carotid Disease", *Annals of Internal Medicine* 123, 1995, p. 723-725.

19. Krämer, Günter, "Karotis-Thrombendarteriektomie", *Deutsches Ärzteblatt*, n° 47, 1992, p. 2245.

20. Citation tirée de Heyll, Uwe, *op. cit.*

21. Interview de Martin Grond dans *MMW-Fortschr. Med*, n° 41, 2004.

22. Communiqué de presse de la Société allemande de lutte contre l'accident vasculaire cérébral de septembre 2004.

23. Ungeheuer, Edgar et Schröder, Dieter, "Cholelithiasis : Was tun ?", *Deutsches Ärzteblatt*, 14 décembre 1989.

24. Source : *Frankfurter Allgemeine Zeitung*, 21 octobre 1992.

25. Citation tirée de Behrends, Margot, "Mehr Ärzte – mehr Kranke ?", *FAZ*, 27 avril 1994.

26. Seiler, Christoph *et al.*, art. cité.
27. Swank, Dingeman *et al.*, "Laparoscopic Adhesiolysis in Patients with Chronic Abdominal Pain : a Blinded Randomized Controlled Multi-Centre Trial", *The Lancet* 361, 2003, p. 1247-1251.

XII. LA CONNAISSANCE EST LE MEILLEUR DES REMÈDES

1. Rosenberg, Irwin, "Let's Get Physical", *Annals of Internal Medicine* 129, 1998, p. 133-134 ; www.acponline.org.
2. Domenighetti, Gianfranco *et al.*, "Inanspruchnahme und Angemessenheit chirurgischer Leistungen", *Bulletin des Bundesamtes für Gesundheitswesen*, n° 18, 17 mai 1993.
3. Bleuler, Eugen, *Das autistisch-undisziplinierte Denken in der Medizin und seine Überwindung*, 11e réimpression de la 5e édition, Heidelberg, 1975.
4. Blöß, Timo, "Die unterschätzte Branche", *Deutsches Ärzteblatt*, cahier n° 10, 2005, p. A644-A649.
5. www.bundestag.de (le 27 juillet 2004).
6. Kunst, Regina (sous la direction de), *Lehrbuch Evidenzbasierte Medizin in Klinik und Praxis*, Cologne, 2000.
7. Ridder, Michael de, "Rote Karte für die Kurpfuscher", *GeoWissen*, 1er octobre 2002.
8. Il s'agit du résultat publié en 2004 du "Gesundheitsmonitor", un sondage d'opinion représentatif mené chaque année par la Fondation Bertelsmann auprès de 3 000 patients et de 1 000 médecins installés.
9. Frederich, Bernd, "Über die verlorene Freiheit der Ärzte", *Chirurgische Allgemeine*, cahier n° 1, 2004, p. 1.
10. Watson, Angus et Frizelle, Frank, "The End of the One-Eyed Surgeon ? Time for More Randomized Controlled Trials of Surgical Procedures", *Journal of the New Zealand Medical Association*, volume 117, 2004. www.nzma.org.nz/journal/117-1203/1096.
11. www.cochrane.de.
12. www.med.uni-heidelberg.de/sdgc/de/home.html.

13. www.dimdi.de.
14. Heesen, Christoph *et al.*, *Immuntherapien der Multiplen Sklerose*, Hambourg, 2004.
15. www.iqwig.de.

GLOSSAIRE

Amygdalectomie : ablation chirurgicale des amygdales.

Arthroscopie : examen endoscopique d'une cavité articulaire (genou).

Biopsie : prélèvement d'un fragment de tissu.

Carcinome : tumeur cancéreuse.

Chirurgie peu invasive : opérations effectuées à l'aide d'un endoscope : interventions laparoscopiques ou arthroscopiques, par exemple.

Cholécystectomie : ablation chirurgicale de la vésicule biliaire.

Discectomie : ablation d'un ou plusieurs disques intervertébraux.

Endoscopie : méthode d'exploration visuelle des conduits (tube digestif) et des cavités à orifice étroit (vessie). Terme générique qui englobe l'arthroscopie et la laparoscopie.

Hystérectomie : ablation de l'utérus.

Laparoscopie : examen visuel des organes internes au moyen d'une petite caméra introduite par une incision pratiquée dans la cavité abdominale préalablement distendue.

Prostatectomie : ablation de la prostate.

SITES INTERNET

La Cochrane Collaboration est un réseau qui rassemble des scientifiques et des médecins du monde entier. Elle a pour but de rédiger, d'actualiser et de diffuser des rapports systématiques sur l'évaluation des thérapies. En Allemagne, le Centre Cochrane se trouve à l'université de Fribourg : www.cochrane.de.

L'Institut pour une médecine favorisant les traitements à l'efficacité prouvée (DieM) évalue la qualité des publications médicales, propose des façons d'appliquer les découvertes scientifiques dans la pratique et organise des séminaires de formation pour les patients : www.di-em.de.

Le Centre d'études de la Société allemande de chirurgie, au CHU de Heidelberg, apporte son soutien aux chirurgiens de toutes les disciplines et répond à leurs questions sur l'organisation, la mise en œuvre et l'évaluation d'études cliniques. Il mène également ses propres études et est ouvert aux suggestions : www.med.uni-heidelberg.de/sdgc/de/home.html.

L'Institut allemand d'information et de documentation médicale, qui siège à Cologne, publie environ quinze rapports par an, où il évalue des traitements médicaux (Health Technology

Assessment, HTA). Toute personne intéressée peut soumettre des questions pour les rapports à venir, et les rapports précédents sont sur Internet : www.dimdi.de.

L'Institut pour la qualité et la rentabilité du système de santé siège à Cologne et évalue les traitements médicamenteux et non médicamenteux : www.iqwig.de.

Le Centre féministe pour la santé de la femme, à Berlin, met à disposition brochures et informations concernant la gynécologie : www.ffgz.de.

La publication *Arznei-telegramm* donne des informations indépendantes sur les médicaments et les traitements : www.arznei-telegramm.de.

Les chercheurs en santé publique de l'université de Hambourg commentent les effets de médicaments et de traitements préventifs : www.gesundheit.uni-hamburg.de.

La Fondation pour la santé, qui siège à Hambourg, a entrepris d'exiger une plus grande transparence du système de santé et aide ses usagers à s'y retrouver. Les experts de la fondation examinent ainsi les ouvrages de vulgarisation pour voir s'ils correspondent à l'état actuel des connaissances et répondent aux besoins pratiques du groupe cible. Ces ouvrages doivent contenir des informations qui soient compréhensibles pour le groupe cible, transparentes, et adaptées au quotidien des patients.

La Fondation pour la santé propose en outre un conseil juridique gratuit en matière de droit médical ainsi qu'un service de renseignements médicaux. Lorsqu'on cherche un médecin, un dentiste ou un hôpital proposant tel ou tel type de thérapies, on obtient les coordonnées des spécialistes qui exercent à proximité de chez soi – gratuitement et sans publicité. Ce service fonctionne avec un numéro d'appel gratuit (+ 49 800 7 39 00 99, du lundi au vendredi de 9 heures à 17 heures), et peut également être consulté sur Internet à l'adresse suivante : www.arzt-auskunft.de.

NEUF QUESTIONS A POSER AVANT DE SE SOUMETTRE A UNE OPÉRATION

Des milliers d'opérations ont lieu aujourd'hui en Allemagne. La plupart ne sont pas des interventions urgentes. Il s'agit plutôt d'interventions électives, que l'on peut prévoir longtemps à l'avance. Cela donne au patient le temps de s'informer. Prenez un second avis médical. Ne craignez pas que le médecin l'interprète comme une marque de méfiance : les caisses d'assurance maladie et les médecins sont expressément favorables à la prise d'un second avis, car cela contribue à l'amélioration des soins médicaux. Avant de parler au médecin, il est bon de préparer une liste de questions. L'Agency for Healthcare Research and Quality, dont le siège se trouve à Rockville (Etats-Unis), a rédigé un catalogue de questions destiné aux patients (mais qu'on ne saurait utiliser pour les urgences médicales)*.

– Pour quelles raisons faut-il effectuer l'intervention prévue ?

– Quelles alternatives y a-t-il à l'intervention prévue ?

– Quelles preuves a-t-on que l'intervention prévue est plus utile que nuisible ?

– Quel est le but de l'intervention prévue ?

Certaines opérations sont censées faire disparaître des douleurs, d'autres améliorer le fonctionnement de l'organisme, d'autres encore sont préventives et censées protéger de maladies.

* D'après l'Agency for Healthcare Research and Quality, www.ahrq.gov.

– Quels sont les bienfaits de cette opération ? Pour 1 000 personnes opérées, combien profiteront des bienfaits de cette opération ?

– Quels sont les risques de cette opération ? Pour 1 000 personnes opérées, combien auront des complications, et quelles seront ces complications ?

– Combien de temps faut-il au patient pour se remettre de l'opération ?

– Que se passe-t-il si on ne se fait pas opérer ?

– Combien de fois le chirurgien a-t-il déjà pratiqué cette opération ? Dans combien de cas l'opération s'est-elle bien/mal passée ? Sur quelles données s'appuie ce bilan ?

INDEX

REMERCIEMENTS

Des médecins et des chercheurs en santé publique m'ont donné de nombreuses idées, et je les en remercie : le professeur Ulrich Abel, le Dr Barbara Burkhard, le professeur Gianfranco Domenighetti, le professeur Dieter Hölzel, le Dr Dagmar Lühmann, le Dr Michael de Ridder, le professeur Marcus Schiltenwolf, le Dr Klaus-Peter Thiele et le professeur Klaus-Dieter Thomann m'ont fait part de leurs travaux et de leurs idées. Le Dr Matthias Perleth du bureau fédéral de l'AOK m'a indiqué des ouvrages importants.

Je remercie tous ceux qui m'ont aidé : Alfred Barthel de la base de données de presse Gruner + Jahr m'a procuré des sources importantes et des articles précieux. Matthias Landwehr et ses collègues de l'agence littéraire Eggers & Landwehr qui ont apporté tout leur professionnalisme à ce projet. Je remercie Nina Bschorr des éditions S. Fischer pour sa confiance. Stefan Aust, rédacteur en chef du *Spiegel*, qui a généreusement donné son accord pour ce projet, que mes chefs de service, Johann Grolle et Olaf Stamp, ont soutenu jusqu'au bout.

Mes collègues Manfred Dworschak, Susanne Groneberg, Michael Jürgens et Matthias Schulz, ainsi que le professeur Axel Laczkovics, chirurgien cardiothoracique, ont relu certaines parties de mon manuscrit. Le professeur Johannes Köbberling et le professeur Peter Sawicki, tous deux spécialistes de médecine interne, ainsi que des collaborateurs de l'Institut DieM de Cologne pour une médecine favorisant les traitements à l'efficacité prouvée, ont relu le manuscrit dans son intégralité. Toutes ces personnes m'ont aidé, mais les conclusions et les erreurs de ce livre sont les miennes.

Avant tout, je remercie ma femme et mes enfants. Ce sont eux qui m'ont donné la confiance nécessaire à l'écriture de ce livre.

OUVRAGE RÉALISÉ
PAR L'ATELIER GRAPHIQUE ACTES SUD
ACHEVÉ D'IMPRIMER
SUR ROTO-PAGE
EN JANVIER 2007
PAR L'IMPRIMERIE FLOCH
A MAYENNE
POUR LE COMPTE DES ÉDITIONS
ACTES SUD
LE MÉJAN
PLACE NINA-BERBEROVA
13200 ARLES

DÉPÔT LÉGAL
1re ÉDITION : FÉVRIER 2007
N° impr. : 67327
(Imprimé en France)

COMMUNAUTÉ DE COMMUNES * DU PAYS VIGANAIS *
MÉDIATHÈQUE
OUVRAGE
REFORMÉ